意味連合検査

Semantic Association Test

－意味の神経心理学：その理論的背景と臨床研究の重要性－

佐藤ひとみ　著

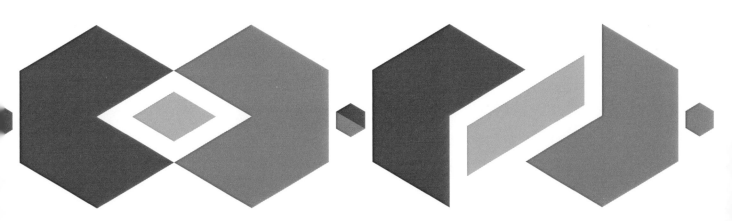

エスコアール

目次

はじめに

　私たちは「もの」と「ことば」に囲まれ、何かをする「こと」で日々暮らしている。「もの」「こと」「ことば」の意味は、触れることも見ることもできないが、私たちはそれを感じ世界と関わっている。そして、概念知識／意味記憶と呼ばれる「もの」「こと」「ことば」の意味は随時更新されてゆく。では、概念知識／意味記憶は私たちの脳の中でどのように生成されているのだろうか？

　限局した部位の脳萎縮により意味機能に特化した障害を示す方々を対象とした研究（たとえば、Hodges et al., 1995; Bozeat et al., 2000; Patterson, 2007）と計算論的アプローチ（たとえば、Rogers et al., 2004; Hoffman et al., 2018; Jackson et al., 2021）が相まって、この謎に風穴が開けられ研究が進んでいる。しかし概念知識／意味記憶を評価する方法は、初めて選択的意味記憶障害の症例報告（Warrington, 1975）がなされた当時と大きく変わっているわけではない。The Pyramids and Palm Trees（PPT：Howard & Patterson, 1992）は最も良く使われる意味機能検査であるが、英国の文化に根差した「もの」と概念知識により構成されており、日本語を母語とする方に使用するには不適切な項目が含まれている。そこでPPTと同様に意味連合課題を用いて、日本語話者の意味機能を評価できる「意味連合検査　Semantic Association Test（SAT）」を開発した。さらに、日本文化に基づく項目（例：硯－墨）を除き課題数を抑えた「SAT普及版」を作成した。

　本手引書「意味連合検査 Semantic Association Test －意味の神経心理学：その理論的背景と臨床研究の重要性－」では、まず概念知識／意味記憶の脳神経ネットワークについての考え方、意味機能の測定方法の現状、そして意味機能に関する脳損傷研究と意味処理の脳内基盤に関する研究状況の概略を提示した。その上で、SATの構成内容、健常者データに基づくSAT基準値などを含む検査実施のための説明と、本検査の妥当性及び信頼性について述べた。そして、SATを脳損傷患者へ適用した結果に加えて、SATにより検出できた失語症患者の意味機能回復を示し、意味連合と呼称・聴理解の単語処理に関する著者らの研究の一端を紹介して、神経心理学的評価に意味連合検査を組み込むことの重要性を指摘した。また、臨床で使用しやすいように作成したSAT普及版の基準値と検査の精度について言及した。

　本検査と手引書を刊行するにあたっては大勢の方々のお力を頂戴した。ここに記して心から感謝したい。東洋英和女学院大学名誉教授・林文先生には、統計学的側面からご助言とご高閲を賜った。東京女子大学・浅川伸一先生には、SAT刺激単語の意味的類似性について word2vec（Mikolov et al., 2013）で計算した数値を提供していただいた。能勢淳子氏、清水美優氏と小田裕美子氏には健常者調査のデータ入力と検査刺激／文献資料の確認にご援助いただいた。健常者調査を実施するにあたっては、井田佳祐氏（元早稲田大学大学院・文学研究科）、浴風会松風園・村上和夫施設長と藤原幸久氏、浴風会ケアハウス・小原英嗣元施設長と尾滝香代氏、浴風会病院で臨床を共にしている山﨑菜奈氏、永沢梨絵氏、大賀舜也氏のご協力をいただき、大規模調査が可能となった。そし

4

て、失語症のある方への SAT 適用にあたっては、横浜市立脳卒中・神経脊椎センター・浦野雅世氏にご尽力いただき、多くの言語聴覚士の方々＊がご協力くださった。

　何よりも、意味連合課題にご回答くださった 312 名の 18 歳から 99 歳の方々、意味連合課題に加え単語処理過程に関する課題の被験者になっていただいた 54 名の失語症のある方々と、SAT が失語症における意味機能の回復を検出できる検査であることを示してくださった TS さん、AI さん、AS さんに深謝したい。こうした皆様の検査結果を得ることができなければ、本検査を臨床家並びに研究者が使えるように具現化することはできなかった。

　最後に、出版にあたりお世話になったエスコアール鈴木峰貴氏と根本満氏、そして言語リハビリテーションに携わったご経験から成人用の「絵カード 2001」を 1992 年に発売されたエスコアール創業者、故鈴木弘二氏にお礼を申し上げたい。本検査の絵刺激の殆どは、「絵カード 2001」を用いており、それがなければ本検査を開発することは叶わなかった。

＊以下の言語聴覚士の方々にご協力いただいた。
　済生会東神奈川リハビリテーション病院
　　山﨑勝也氏　山本映子氏　土井果苗氏　當摩弦矢氏
　新戸塚病院
　　石樽なつみ氏　小野木玲奈氏　鎌田めぐみ氏　野添亜希氏
　横浜市立脳卒中・神経脊椎センター
　　小山美恵氏　今井真紀氏　谷永穂子氏　北原友里氏　二見真紀子氏　白井千陽氏
　　松本　京氏　川内　萌氏　岡﨑　綾氏

2021 年　夏木立の葉に光がこぼれる日に　　　　　佐藤 ひとみ

1. 検査の目的と特徴

1.1 本検査開発の背景

1.1.1 意味の神経心理学研究と開発の動機

　概念知識 conceptual knowledge/ 意味記憶 semantic memory は、言語機能のみならず認知機能全般にかかわる重要な大脳の働きである。認知神経心理学では、Warrington（1975）が選択的意味記憶障害の症例を報告して以来、意味システムを感覚モダリティから独立した単一のシステム a single amodal central system と捉えるか、感覚モダリティに特化した複数の意味システムからなると捉えるか、大論争があった（Riddoch et al., 1988; Shallice, 1988a; Humphreys & Riddoch, 1988; Caramazza et al., 1990; Shallice, 1993）。また、単語の意味 word meaning と物の意味 object meaning を区別した意味システムを想定する立場（たとえば、Paivio, 1991）や、単語産出において概念表象 conceptual representation と単語の意味表象 lexical semantic representation を区別する立場（たとえば、Levelt, 1989; Butterworth et al., 1984）などもあり、意味システムがどのようになっているのかは、決着のつかない問題であった（概念知識の脳内ネットワークに関する研究の理論的展開については、Kiefer & Pulvermüller, 2012 のレビューを参照されたい）。

　この状況は、両側側頭葉に脳萎縮が限局し、かつ意味記憶が選択的に障害された Semantic Dementia[1]（以下 SD）が "発見" され、系統的研究が蓄積されたことで大きく変わった。SD が認知される以前の意味機能の研究は単一症例研究 single-case study が殆どであったが、同一課題を用いて複数の SD を検討する一連症例研究 case-series study が可能となったためである。 SD は呼称障害 naming disorder と単語理解障害に加え、言語刺激と非言語刺激による意味課題の双方で低下を示し（Coccia et al., 2004; Bozeat et al., 2000）、その意味課題成績は概念の親密度 concept familiarity、意味の典型性 semantic typicality[2] の影響を受け（Woollams et al., 2008; Patterson, 2007）、呼称障害と意味機能障害の程度は左側頭葉の委縮の程度と相関する（Adlam et al., 2006）。こうした SD 研究の成果を踏まえ Patterson ら（2007）は、「意味記憶のネットワークは、感覚 / 運動 / 言語の領域間の神経解剖学的経路に加え、すべてのモダリティにおける表象間の相互作用を

1　本邦では、原語あるいは "意味痴呆 / 意味性痴呆" の訳語が使われたが、認知症という行政用語が医学界で定着して以降、"意味性認知症" と呼ばれることが多い。本書では Snowden ら（1989）が「発話が流暢で進行性の失名辞、語の理解、物と人についての知識の障害」を示した神経変性疾患の 3 症例を形容するのに初めて使い、現在も広く使われている semantic dementia の用語をそのまま用いることとした。

2　意味の典型性とは、カテゴリー構成メンバーがそのカテゴリーの特性をどの程度表しているかという心理言語学的尺度である。典型性が低い語の意味属性は、その意味カテゴリーを構成する他の語と共有されることが少なく、意味障害の影響を受けやすいと考えられる。Woollams ら（2008）は、SD 患者 78 名の線画呼称成績が目標単語の親密度、頻度、獲得年齢 age of acquisition、意味カテゴリー（生物 / 自然物 living or natural-kind items vs. 人工物 artefacts）、意味の典型性の影響を受けるかを検討し、最も影響したのは意味の典型性で典型性の高いものほど呼称成績が良く、呼称正答率が低い SD ほど目標語よりも典型性の高い語に誤る傾向があったと指摘している。この研究は、Morrow と Duffy（2005）が作成した健常者の「典型性」の評定値を使用している。なお、著者らは 180 名の健常者［平均年齢 27.4 歳（18〜72 歳），平均教育年数 15.4 年（12〜21 年）］を対象に、刺激語がその意味カテゴリーの特徴をどの程度表しているかについて、5 段階評定による調査を実施し、名詞 431 語の意味の典型性データベースを構築した（佐藤・浅川, 2010）。

6

支える、すべての意味カテゴリーのための単一の統合ゾーン / ハブ hub を必要とする（p. 977）」と指摘し、図 1–b を用いて意味の神経ネットワーク・モデルを示した。これは "hub-and-spoke" 仮説と呼ばれる。「意味は分散表象されている」という考え方は散見される（たとえば、Allport, 1985; Tyler & Moss, 2001）が、モダリティに特化した情報（the "spokes"）がハブという介在的なモダリティを超えた表象領域 an intermediate transmodal representational region と相互作用することで概念が生成されると考えた点が、この仮説の特徴である。また、SD 研究に基づきハブの脳基盤を側頭葉前部 anterior temporal lobe（ATL）とした[3]ことである。このモデルは、図 1–a のような意味の統合ゾーンを仮定しないモデルよりも、概念的類似性の学習が良好であることがコンピューター・シミュレーションによる研究（Plaut, 2002）からも指摘されており、"hub-and-spoke" 仮説は有力なもの[4]となっている。なお 'hub' と 'spoke' の関係については、双方向的であるが 'hub' から 'spoke' への作用が優勢であるという結果を得た健常者を対象とした fMRI（functional Magnetic Resonance Imaging, 磁気共鳴機能画像法）による研究（Chiou & Lambon Ralph, 2019）がある。

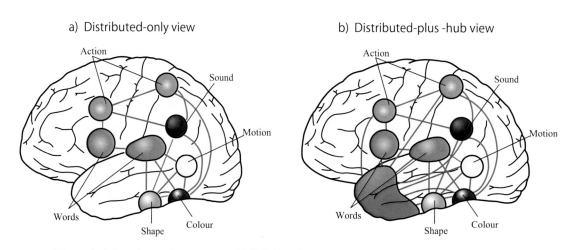

図 1　意味ネットワークの二つの理論的立場　（Patterson et al., 2007, p.977 ; Fig.1 を改変）

　Lambon Ralph ら（2010）は、「概念および概念化する働きが感覚 – 運動情報と言語情報を符号化する脳部位の共同した活動 conjoint action を反映する」という見方は、19 世紀後半から 20 世紀にかけて活躍した Wernicke と Meynert が既に提案していたと指摘し、ハブを仮定しない意味ネットワークを Wernicke-Meynert model と呼び、Patterson ら（2007）のモデル hub-and-spoke model との相違を図 2 のように示した。これは、二つのモデルの情報の流れ / 相互作用を明確に図示したもので、Panel A は図 1–a に Panel B は図 1–b に対応する。

3　Guo ら（2013）は、SD の脳萎縮が両側 ATL に限局しているだけでなく、モダリティに特化した領域との関係の低下を伴っていることを脳画像研究で示し、SD の意味機能障害がこれらの損傷と相関すると報告した。これは、"hub-and-spoke" 仮説を神経解剖学的に支持するものである。

4　Hoffman ら（2018）は、「意味的関係性は同じ文脈に共起する単語 words や物 objects から推定できる」という考えを取り入れて "hub-and-spoke" 仮説の枠組みを拡張したコネクショニスト・モデルを構築し、a) 具象語 / 抽象語の知識 b) 連合的 / 範疇的関係の知識 c) 発音も綴りも同じ同音異義語 homonym の複数の意味知識、を単一の表象空間で計算論的にコード化することに成功している。

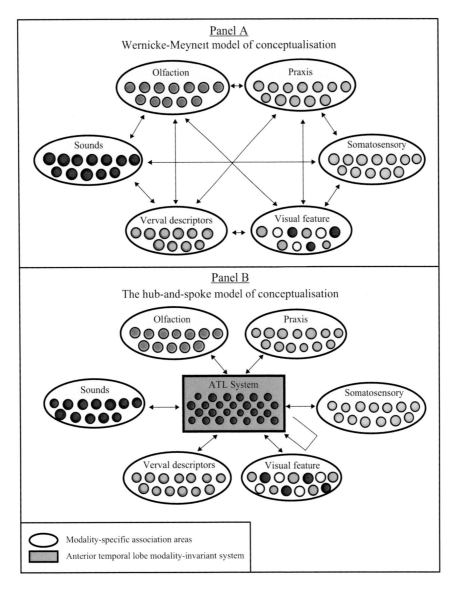

図2　二つの意味ネットワーク・モデルにおける情報の流れ
（Lambon Ralph et al., 2010, p.2718; Fig.1 を改変）

　意味の神経心理学研究において新たな理論的枠組みが登場する契機は、Jefferies と Lambon Ralph
（2006）の研究であった。この論文は、左下前頭回 left inferior frontal gyrus（LIF）と側頭 – 頭頂葉
に損傷がある脳血管障害による失語症患者が、課題処理に必要な意味情報の活性化や妨害刺激選択
の抑制など意味に関わる制御 semantic control の低下を示すことを、SD との比較研究で指摘したの
である。彼女らが Semantic Aphasia（以下、SA）と呼ぶ失語症患者では、SD が示す ATL の損傷によ
る意味 / 概念表象 semantic/conceptual representation 自体の問題とは異なる意味機能障害が認めら
れた。このため Lambon Ralph と Patterson（2008）は、意味処理には "意味表象と意味制御の相互
作用" の次元が必要であるという見方（Lambon Ralph & Patterson, 2008, p.74, Fig.4 参照）を提案した。
　この考え方は、Lambon Ralph ら（2017）によって、脳損傷患者を対象とした研究と健常者を
対象とした fMRI や TMS（Transcranial Magnetic Stimulation 経頭蓋磁気刺激法）を用いた脳機能

研究の成果を踏まえて、Controlled Semantic Cognition（CSC）という用語で呼ばれる新しい概念枠組みに発展した。CSC は、意味表象 semantic representation と意味制御 semantic control の二つのシステムから成り、すべての意味処理が二つのシステム間の同期した相互作用を必要とすると考える。Jackson ら（2021）は、モダリティに特化した入力と結合している単一のハブと意味制御システムを想定する計算論モデルが、モダリティを超えた概念表象機能や、文脈に鋭敏で当面の課題に妥当な意味行動を生み出す機能を再現するのに最も最適であったというコンピューター・シミュレーションの結果を報告し、CSC を支持している。現在、意味表象に関する "hub-and-spoke" 仮説と意味制御という機能を包摂した CSC の枠組みが、意味の脳基盤とその障害に関する研究を牽引している状況にあるといえる。

　では、意味機能はどのように評価できるのか？　これが、SD の自験例（Sato, 1996）にアプローチする際に直面した問題であった。重篤な呼称障害だけでなく、語義理解障害を示す患者さんに用いたのは、ITPA 言語学習能力診断検査（Illinois Test of Psycholinguistic Abilities: 原著 Kirk et al., 1968; 日本版, 三木ら, 1987）の下位検査である「絵の理解」と「絵の類推」であった。前者は、刺激絵の物品と共通点がある物品を四つの絵の中から選択する課題（例：砂時計 – 腕時計）で、後者は絵で提示された二つの物品（A–B）と同じ関係になるように刺激絵の物品（C）にあうものを四つの絵の中から選択する類推課題（A–B, C–?：例 A バット–B ボール, C 包丁 – まな板）で、それぞれ 31 課題と 32 課題からなる。二つの意味課題における自験例の患者さんの成績は、初診時と 5 年経過時を比較すると明らかに低下（絵の理解：77% → 65%；絵の類推：91% → 63%）し、SD における意味機能低下の進行を検出することができた。

　他に意味機能を測定できる方法はないのか？　1993 年秋、留学したロンドンの大学図書館で出会ったのが The Pyramids and Palm Trees（PPT: Howard & Patterson, 1992）であった。これは、刺激絵（または文字単語）と意味的関係があるものを二枚の絵（または文字単語）から選択する 52 課題（例：ピラミッド – ヤシの木; 毛糸 – 羊）で構成された検査である。PPT 開発者の一人である Prof. Howard（当時ロンドン大学 Birkbeck College で教えておられ、著者は彼の講義を聴講していた）は、PPT は子供を対象にした検査から着想を得て作成したと話された。彼の博士論文（"The semantic organisation of the lexicon: Evidence from aphasia", Unpublished PhD thesis, University of London, 1985）には、PPT と同じ枠組みの課題が既に使われており、失語症患者における呼称障害と意味機能の関係を検討するために考案されたものと推察できる。しかし PPT は英語を母語とする方たちが作成したものであり、日本語話者に適用するには不適切な刺激も含まれている。このため、Patterson ら（1995）は日本語を母語とする脳損傷患者の単一症例研究で文化的相違による不適切刺激を差し替えた 49 課題からなる改変 PPT（絵刺激のみ）を用いた。著者は、この 49 課題に新たに 3 課題を加え PPT のオリジナル・テストと同じ課題数にした線画連合課題（日本版 PPT, 以下 J-PPT）を臨床的に用い、研究においても J-PPT が有益であることを経験している（Sato, 2007; Sato et al, 2008; 佐藤ら, 2013）。

　しかし、PPT は機能 / 文脈的関係（例：歯ブラシ‒口；ドリル‒ネジ）に基づく課題で構成され、範疇的関係（例：ハープ‒ギター）に基づく課題は含まれないため、「もの」と「もの」との関係を処理する意味機能を評価するには不十分であると指摘できる。さらに、若年層の健常者における PPT 成績が低くなる傾向がみられることも報告されている（Klein & Buchanan, 2009; Wierenga et al., 2008）。また 1/2 選択であるため、意味機能低下及び改善を検出するのにやや鋭敏さに欠ける場合がある。さらに、PPT は信頼性など心理測定の特性についての情報が示されていないという指摘（Klein & Buchanan, 2009）がある。PPT を改変して作成された J-PPT も、これらの問題点を内包しており、これまで日本語話者の概念知識 / 意味記憶に基づく意味機能を評価できる検査がないことが最大の問題であった。これは、わが国における意味機能の神経心理学的研究が系統的に行われることを阻んでいたといっても過言ではない。

　これらの問題に鑑み、①意味機能は認知処理の中核をなし意味機能の評価は神経心理学的評価に必須である ②脳損傷患者の意味障害の程度を把握するには、健常者の成績に基づく基準値が必要である、という認識を強くもったことが日本語話者のための「意味連合検査」開発の動機となった。

1.1.2 意味機能検査の現状

　英語圏では、PPT が研究と臨床で最もよく使われてきた意味機能検査である。殆どの SD 研究で用いられてきた PPT は、意味機能評価法として広く知られるようになり、スペイン語（Gudayol-Ferré et al., 2008）、イタリア語（Gamboz et al., 2009）、フランス語（Callahan et al., 2010）、中国語（Guo et al., 2014）、ペルシャ語（Mehri et al., 2018）での標準化が試みられている。また Breining ら（2015）は、言語・文化の異なる三つのグループ（米国 18 名, アルゼンチン 20 名, ギリシャ 12 名）からなる 50 名の健常者［平均年齢 57.2 歳（43〜80 歳, 標準偏差 SD 8.41）, 教育年数 7〜23 年（平均教育年数と SD は未記載）］に PPT を実施し、異文化間の妥当性 cross-cultural validity をみたす 14 課題からなる PPT 短縮版を公表している。Visch-Brink らは、失語症患者と AD（Alzheimer's Disease アルツハイマー病）患者を対象にした研究（1996, 2004）に基づき、意味連合検査（2005）をオランダで出版している。津田ら（2014）は、Visch-Brink らの評価枠組みを踏まえ絵刺激による意味課題（N = 27）を作成し、失語症患者に実施している。これは、検査項目、検査項目と状況関連かつカテゴリー関連のある項目（SC）、状況関連のある項目（S）、カテゴリー関連のある項目（C）、検査項目と「生物 / 非生物」の属性が共通する項目（N1）、無関連な項目（N2）の六つの刺激絵を提示し、検査項目と最も意味的関連性が強いと判断するものを指さしてもらう課題である。津田らは課題例として、検査項目が「犬」の場合、SC「猫」S「家」C「象」N1「鯛」N2「消しゴム」をあげている。

　他に、PPT と同じ枠組みを用い 1/4 選択で作成された The Camel & Cactus Test（CCT：Bozeat et al., 2000）や、「行為 action」の概念知識を絵刺激と文字単語刺激で評価する（例：書く‒タイプする, 食べる‒飲む）1/2 選択による検査 The Kissing and Dancing Test（KDT: Bak & Hodges, 2003）がある。

また、Prof. Hodges と Prof. Patterson を中心とする Cambridge グループの SD 研究で使われた、意味機能を評価する複数の検査で構成される The Cambridge Semantic Memory Test Battery（Adlam et al., 2010）も公表されている。これは、SD 研究において使用した意味記憶課題を、他の研究者や臨床家が使用できるように、SD 15 名、MCI（Mild Cognitive Impairment 軽度認知障害）7 名、AD 8 名、統制群 45 名の課題成績を示した論文である。PPT と CCT は、このバッテリーの下位検査となっている。他の四つの下位検査の刺激語は、ⅰ）六つの意味カテゴリー（生物 living things カテゴリー：動物，鳥，果物；人工物 artefacts カテゴリー：日用品，工具，乗り物）に属する 64 語で、ⅱ）64 語は、親密度を統制した 32 語と獲得年齢を統制した 32 語から構成されている。なお CCT は、この 64 単語を使った 1/4 選択の意味連合課題で、妨害刺激は可能な限り目標語と同じ意味カテゴリーに属するもので構成されている。

PPT と CCT 以外の Cambridge 意味記憶テストバッテリーの下位検査は、次の通り。

①意味カテゴリーによる語想起：上記六つの意味カテゴリーに属する単語の想起
②呼称：64 単語の線画呼称
③単語の聴理解課題：64単語について、同じ意味カテゴリーに属する九つの妨害刺激を用いた聴覚提示された単語と絵のマッチング課題
④カテゴリー分類：64 単語の絵カードを、三つのレベルで分類する課題
・レベル 1：生物 vs. 人工物
・レベル 2：生物［動物 vs. 鳥 vs. 果物］；人工物［日用品 vs. 工具 vs. 乗り物］
・レベル 3：国内 vs. 外国[5]；人より大きい vs. 人より小さい；肉食 vs. 肉食でない；木製の部分がある vs. 木製の部分がない；ポケットに入る vs. ポケットに入らない

以上、この意味記憶検査バッテリーは、ⅰ）語想起 word fluency　ⅱ）呼称　ⅲ）同一カテゴリー条件 1/10 選択による単語聴理解課題 spoken word-to-picture matching task という言語課題と、ⅰ）絵を用いたカテゴリー分類という非言語課題及びⅱ）絵刺激と文字刺激の両方がある意味連合課題（PPT, CCT）で構成されている。つまり意味機能を評価するには、言語 / 非言語刺激による複数の意味課題を用いるのが望ましいことが、意味機能に限局した障害を示す SD を対象とした研究を精力的に行ってきた Cambridge グループからのメッセージといえよう。

ただし英語話者、特に英国文化を背景にもつ PPT を、五つの異なる言語を母語とする話者にも適用できることを目的とした研究（Gudayol-Ferré et al., 2008; Gamboz et al., 2009; Callahan et al., 2010; Guo et al., 2014; Mehri et al., 2018）が出版されている事実から、「もの」と「もの」の関係性に関する概念知識 / 意味記憶の状態を把握する評価法として PPT の重要性は際立っていると指摘できる。なお、PTT が使用された研究の殆どは絵刺激を用いているが、PPT の絵 / 文字単語

5　外国由来のものかどうかの分類である。たとえば、キリンや象は外国由来の動物 foreign animal で、猫や兎は元来国内にいた動物 domestic animal であり、「国内 vs. 外国」という概念で区別できる。

刺激の両方を SD に用いた研究（Bozeat et al., 2000）は、単語に比べ絵の意味連合成績が有意に良好であったと指摘している。PPT の副題は、"A test of semantic access from words and pictures" であり、絵 / 文字単語刺激の両方で日本語話者の意味機能を評価できる意味連合検査を作成することが望ましいと思われる。

1.1.3 意味機能に関する損傷研究と意味処理の脳内基盤

「意味システムの脳基盤はどこにあるのか？」という問いに、さまざまな研究手法がとられてきた（たとえば、Binder et al., 2009）。その中で、実際の脳損傷患者の意味機能障害を検討する損傷研究が果たしてきた役割は大きい。前節 1.1.1. で言及したように、SD と SA を対象とした損傷研究は意味機能障害の質的相違を明らかにし、Controlled Semantic Cognition（CSC）という概念枠組みをもたらした。SD の意味障害は言語だけでなく非言語的課題でも認められ（たとえば、Bozeat et al., 2000）、数概念を除く（Cappelletti et al., 2001）あらゆるタイプの概念でみられる（たとえば、Hoffman et al., 2013）。SA の場合、当面の課題に必要な意味知識の操作 / 探索や意味的関連が強い妨害刺激の抑制など意味の制御に問題がみられる（Jefferies & Lambon Ralph, 2006; Noonan et al., 2010）。CSC の枠組みでは、「SD は意味表象、SA は意味制御」がそれぞれ障害されていると解釈される。これは、従来認知神経心理学で用いられてきた "貯蔵 storage" と "アクセス access" の区別（たとえば Shallice, 1988b）と類似するとみることもできる。しかし、SD と SA を四つの意味課題で比較検討した Rogers ら（2015）は、SD が一貫して親密度や意味の典型性の影響を受けるのに対して、SA は課題ごとで異なる意味処理過程を制御する要因の影響を受けるという結果に基づき、"意味の制御" という考え方は "アクセス access" とは別の新しい視点を提供するものであると指摘している。

　意味表象の脳基盤は、SD 研究を背景とする "hub-and-spoke" 仮説が想定した側頭葉前部 anterior temporal lobe（ATL）と考えられている。ただし、ATL の中でも腹側部 ventral ATL が特に重要であることが、言語 / 非言語の意味課題を用いた健常者の脳画像研究（Visser & Lambon Ralph, 2011; Visser et al., 2012）で指摘され、事実この部位は SD において脳委縮と脳血流低下が最大となり、その損傷の大きさと意味障害の重症度との相関が報告されている（たとえば、Butler et al., 2009）。Visser ら（2012）は、意味連合課題 PPT と CCT の絵刺激と文字刺激による fMRI を用いた検討から、ventral ATL だけでなく中側頭回 middle temporal gyrus（MTG）も重要であると指摘している。健常者を対象とした概念知識に関する fMRI/PET（Positron Emission Tomography 陽電子放射断層撮影法）を用いた 97 の研究をメタ分析した Rice ら（2015b）は、ⅰ）ATL の活性化はあらゆる刺激タイプに対して両側 ATL で重複し、ⅱ）入力が文字単語の場合あるいは単語想起が要求される場合、ATL の活性化が左優位になる（特に音読での活性化）との結果を得た。この結果を Rice ら（2015a）は、概念知識を支えている左右 ATL は機能的に同質ではなく、感覚や運動などモダリティに特化した領域との異なる関係性の結果生じた機能の相違と解釈し、これを "the graded hub-and-spoke account" と呼んでいる。

　側頭葉萎縮の程度が左右大脳半球で異なる SD を対象に側頭葉の機能的役割を検討した研究結果には、①有名人の顔認知と視覚性課題でより低下したのは委縮が右＞左の SD で、有名人の名前と言語性課題でより低下したのは委縮が左＞右の SD であった（Snowden et al., 2012）②呼称と単語理解がより低下したのは委縮が左＞右の SD で、左側頭葉前部と後部の委縮の程度が重いほど呼称成績が低下し、単語理解は左側頭葉後部との相関が強くみられた（Snowden et al., 2018）③呼称は左側頭葉が、絵刺激の意味連合（PPT 線画連合）は右側頭葉がより関与した（Woollams & Patterson, 2018）などがある。また進行性神経疾患の患者を対象にした Butler ら（2009）は、絵刺激の意味連合は右側頭葉が、文字単語による意味連合は左側頭葉がより関与すると指摘している。こうした入力刺激の違い（言語／非言語）により左右側頭葉の関与の度合いが異なることは、"the graded hub-and-spoke account" を適用できるように思われる。

　一方、意味制御の脳基盤は、SA の損傷部位である左下前頭回 left inferior frontal gyrus（LIF）と側頭葉後部 posterior temporal～下頭頂部 inferior parietal regions にある（たとえば、Jefferies, 2013）と当初考えられた。Noonan ら（2013）は、1994 年～2009 年に出版された意味の制御過程に関わる脳基盤の fMRI/PET を用いた 54 の研究をメタ分析した結果、i）前頭前皮質 prefrontal cortex（pFC）、中側頭回後部 posterior middle temporal gyrus（pMTG）、角回背側部 dorsal angular gyrus（dAG）の活性化と ii）左前頭前皮質の活性化を伴う左半球関与の優位を指摘した。これを受け、Jackson（2021）は、2008 年～2019 年に出版された意味の制御に関する fMRI/PET を用いた 87 の研究をメタ分析し、i）下前頭回 inferior frontal gyrus（IFG）、中側頭回後部 pMTG、下側頭回後部 posterior inferior temporal gyrus（pITG）、前頭前皮質の背内側部 dorsomedial prefrontal cortex（dmPFC）が意味制御の脳基盤であること、ii）それは左 IFG が右 IFG よりも強く関与する左優位のネットワークであること、iii）頭頂葉の関与は認められないという結果を得ている。これら二つのメタ分析結果は頭頂葉（角回）の関与の有無で異なるが、いずれも意味制御が複数の脳部位が関わる分散ネットワークを基盤とする点では一致している。

　最後に、意味連合課題が要求する概念知識／意味記憶の脳基盤に関する研究について、言及しておきたい。当初、範疇的関係と文脈的関係の概念知識（2.1 本検査の課題構成 p. 15 を参照）は、二つの異なる脳内システムを基盤にするという立場の研究（Schwartz et al., 2011; Binder & Desai, 2011; Mirman & Graziano, 2012）が登場した。これは、物の類似性に基づく範疇的意味は側頭葉前部 ATL に、物の文脈的意味は腹側頭頂葉皮質 ventral parietal cortex: VPC（縁上回 BA40 と角回 BA39）に表象されているという見解[6]である。

　Jackson ら（2015）は、概念的属性を共有する関係性（例：犬－狼）と特定の文脈で共起するものの間の連合的関係性（例：犬－骨）を脳がどのようにコード化しているのか？という問いに fMRI 研究で挑んでいる。彼女らが検討した二つの「意味の関係性」タイプは、「意

6　Hoffman ら（2018）は、この見解を意味処理過程に「二つの異なるハブ」を想定するモデルと見なしている。

味連合検査」で範疇的関連と文脈的関連と呼ぶものである。25名の健常者（女性16名, 男性9名, 20〜42歳, 平均年齢25.5歳）に具象名詞の刺激単語とより関係があると思うものを二つの単語から選択する課題を実施した結果、どちらの関係性タイプも同じ意味のネットワーク（両側ATL、側頭葉後部、左下前頭回）が活性化した。中でもATLは強い活性化が認められた。意味の関係性タイプによる活性化の相違がみられる脳部位もあったが、それらは課題の難易度を反映したものと考えられ、反応時間を分析に投入すると二つの関係性タイプによる相違は消失した。この結果は、二つの関係性についての概念知識は、同じ意味ネットワークで表象されていることを示唆している。事実Hoffmanら（2018）は、"hub-and-spoke" 仮説の枠組みを拡張したコネクショニスト・モデルで、単一表象空間における範疇的 / 文脈的関係の知識のコード化を実現している（p.6脚注4参照）。

　Teigeら（2019）は、Controlled Semantic Cognition（CSC）の概念枠組みに基づいて「ATLは二つの関係性に関する知識の基盤で、左・中側頭回後部pMTGは関係性の知識想起の制御に寄与する」という仮説をたて、脳磁計 Magneto-Encephalo-Graphy（MEG）を用いて検証している。20名の健常者（女性14名, 男性6名, 18〜37歳, 平均年齢26.7歳）を対象に、三つの意味的関係性の条件（①強い文脈的関係、②弱い文脈的関係、③範疇的関係）と無関連条件を設定し、最初の単語と二番目の単語を150秒の間隔をあけて200秒間提示し、二つの単語に意味的関係があれば左側のボタンを押すように教示した実験を行った。意味的関係の3条件における二つの単語の例として、①牛乳 – ネコ、②クッション – ネコ、③モグラ – ネコが挙げられている。結果は、ATLは範疇的関係③あるいは強い文脈的関係①にある単語に強く反応し、中側頭回後部pMTGは強い文脈的関係以外の条件で対された単語②③により強く反応した。これは、ATLが「意味の関係性」の強さに敏感であることを示唆している。

1.2 本検査の目的と特徴

　意味連合検査 Semantic Association Test（SAT）は、日本の社会・文化に慣れ親しんでいる日本語話者を対象に概念知識 / 意味記憶を評価することを目的とした心理言語学的検査である。

　本検査の特徴は、第一に「もの」と「もの」の関係を範疇的関連と文脈的関連という二つの異なる「意味の関係性」タイプ（内容説明は後述：2.1 本検査の課題構成）で捉え、それに基づく意味的関連づけを要求する課題で構成している点である。SATが範疇的関係による課題を含むことが、PPTとの大きな相違である。

　第二に、三つの妨害刺激はすべて目標 target（以下、ターゲット）の絵 / 文字単語と同じ意味カテゴリーに属するため、本検査は意味障害の検出に鋭敏である。

　第三に、本検査は絵刺激（SAT – 絵）と文字単語刺激（SAT – 文字）の二つの評価方法があるため、意味機能障害を多面的に把握できる。

　第四に、本検査は 1/4 選択による絵と絵／文字単語と文字単語のマッチング課題であり、施行が簡便である。

　第五に、世代間における社会文化的相違の課題成績への影響をできるだけ回避した評価基準を設定するため、18〜99 歳の幅広い年齢層から 312 名の健常者データ normative data を収集し、評価の基準値を決定したことである。

　以上の五点を、本検査の特徴として挙げることができよう。

2. 本検査の課題構成と刺激語

2.1 本検査の課題構成

　私たちの概念知識は、感覚 – 運動を媒介とした生活体験や言語を媒介にした学習経験を通して得られた「もの」「こと」に関する情報により形成されている。概念 / 意味表象は、各自の経験と分かちがたく結びつき絶えず変化している（Yee & Thompson-Schill, 2016）ともいえるが、私たちの概念知識 / 意味記憶は基本的に「もの」と「もの」の関係を認識することに根差していると考えられる。Lin と Murphy（2001）は、範疇的関係 taxonomic relations（例：「人参」と「きゅうり」は野菜である：「人参」と「きゅうり」は "野菜" という上位概念カテゴリーを構成するメンバーである）だけでなく、概念形成には範疇以外の関係 non-taxonomic relations についての知識が重要であることを、カテゴリー分類、帰納的推論、カテゴリー・メンバーの照合などの実験結果をもとに指摘した。範疇以外の関係とは、場面や出来事における近接性による関係 contiguity relations（例：「かなづち」–「釘」：「釘を打つ」のに「かなづち」が使われる）で、文脈的関係[7] thematic relations と呼ばれる。範疇的概念は「もの」と「もの」に共有された特徴による類似性に基づく関係 similarity-based relations であるのに対し、文脈的概念は出来事において共起する「もの」と「もの」の連合的関係 associative relations といえる。そして、こうした異なる概念知識の意味処理を検討する研究が脳損傷患者と健常児 / 者を対象になされてきた（たとえば Sachs et al., 2008; Kalénine et al., 2009; Schwartz et al., 2011; Jackson et al., 2015; Caputi et al., 2016; Thompson et al., 2017; Chou et al., 2019, Geller et al., 2019）。

　以上を踏まえ、意味連合検査 SAT は、範疇的関係と文脈的関係による概念知識を評価できる課題構成にした。刺激は、絵（白黒線画）と文字単語の 2 条件（SAT–絵, SAT–文字）で、妨害刺激はすべてターゲットと同じ意味カテゴリーに属する 1/4 選択課題である。

　SAT–絵の例題を図 3-1 に示す。刺激「太鼓」の場合、"打楽器" という範疇的関係にある「木琴」と意味的関連がある。ターゲット「木琴」の妨害刺激は "トランペット、ハーモニカ、ギター" で、「楽器」という同じ意味カテゴリーに属する。図 3-2 は SAT–文字の例題である。刺激「本」と意味的関連があるのは「目」である。なぜなら、「本を読む時は目を使う」ので「本」と「目」には文脈的関係がある。ターゲット「目」の妨害刺激は "耳、足、鼻" で、これらは「身体部位」という同じ意味カテゴリーに属する。SAT の課題数は 38 で、範疇的関係と文脈的関係がそれぞれ 19 課題からなる。SAT–絵の刺激絵は、絵カード 2001（エスコアール, 1992）を使用し、刺激項目で対

7　thematic の字義的意味は "主題に関する" というものであるが、場面・出来事における「もの」の関係性を表現するため本書では「文脈的」という訳語を用いた。この意味的関係性に基づいて主に概念知識が組織される可能性も指摘されている（Wu & Barsalou, 2009; Imai et al., 2010）。

応する絵がない場合は独自の白黒線画[8]を用意した。SAT-文字の文字単語刺激は、表記妥当性（NTTデータベース：天野・近藤, 1999）が最も高い表記を用い、振り仮名をつけた。

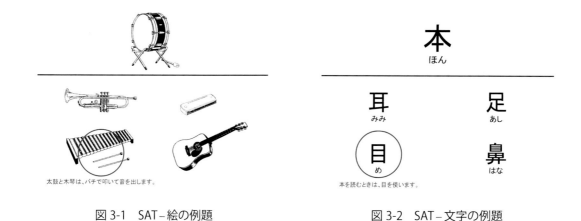

図 3-1　SAT-絵の例題　　　　　　　　　図 3-2　SAT-文字の例題

2.2 本検査の刺激語

　本検査の刺激 38 語は、「自然物」の意味カテゴリーに属する名詞 18 語（果物 5 語, 鳥類 5 語, 四足の動物 8 語）と「人工物」の意味カテゴリーに属する名詞 20 語（地上の乗り物 4 語, 事務用品 8 語, 台所用品 8 語）からなる。「自然物」と「人工物」という二つの広範な意味カテゴリー[9]において、一方のカテゴリーに属する単語の呼称や理解が他方よりも不均衡に低下する二重解離現象を示す臨床例が認知神経心理学研究において報告[10]されている。これは "カテゴリー特異性障害 category-specific impairment" と呼ばれ、概念知識／意味記憶の脳基盤を検討する手がかりとして注目されてきた歴史がある。このため自然物 natural objects か人間が作ったもの man-made objects かで意味連合成績が異なる可能性があるため、刺激を構成する「自然物」と「人工物」の単語属性を統制した。

　刺激単語の親密度、頻度、心像性、語長、表記妥当性は、NTT データベース（親密度, 語長, 表記妥当性：天野・近藤, 1999；頻度：天野・近藤, 2000；心像性：佐久間ら, 2005）を用いて検索した。獲得年齢は、「新教育基本語彙」（阪本, 1984）の指標を用い、意味の典型性は佐藤・浅川（2010）

8　絵カード 2001 の筆触にあう線画を大河原晶子氏に依頼した。

9　用語としては「生物 living things」「非生物 non-living things」が使われることが多い（たとえば、Lambon Ralph et al., 1998）が、p. 5 脚注 2 に記載したように「生物／自然物」「人工物」（woollams et al.,2008）や「生物」「人工物」（Adlam et al., 2010）など研究者により様々である。本書では、「人工のものでなく自然界に存在するもの」対「人間が作ったもの」という観点が明確な「自然物」と「人工物」を "対立概念を表す言葉" として使用することとした。

10　Warrington & McCarthy（1983）が人工物に比べて自然物の知識が保たれている 1 症例を、Warrington & Shallice（1984）が反対の障害パタンを示す 4 症例を報告したのが初めてである。自然物カテゴリーの障害が重い症例が多く、人工物に障害を示す症例の 4 倍ほどになる（Martin & Caramazza, 2003）。また、疾患との関係も指摘され（Lambon Ralph et al., 1998）、「自然物」に障害を示す報告例の半数近くはヘルペス脳炎の症例である（Capitani et al., 2003）。なお、脳血管障害による失語症患者 18 名を検討した Howard ら（1995）は、明らかなカテゴリー特異性障害を示したのは 1 名であったと報告している。

の評定値を用いた。NTT データベースには、親密度と心像性の評定実験をした際の刺激提示条件の相違により、三つの親密度（音声文字単語親密度、音声単語親密度、文字単語親密度）と二つの心像性（音声単語心像性、文字単語心像性）がある。本検査は絵刺激と文字単語刺激を用いるため、これらの属性値をすべて用いて検討した。「自然物」18 語と「人工物」20 語で単語属性に相違はなかった（自然物と人工物に属する単語間の属性値の差についての t-test 両側検定：音声文字単語親密度 $p = 0.09$, 音声単語親密度 $p = 0.91$, 文字単語親密度 $p = 0.20$, 頻度 $p = 0.64$, 音声単語心像性 $p = 0.06$, 文字単語心像性 $p = 0.06$, 意味の典型性 $p = 0.38$, 獲得年齢 $p = 0.93$, 語長 $p = 0.26$, 表記妥当性 $p = 0.09$)。

　表 1 は、刺激語の単語属性を、ターゲットとの「意味の関係性」タイプ別にみたものである[11]。「範疇的関係」の刺激語（「自然物」に属する 6 語と「人工物」に属する 13 語）と「文脈的関係」の刺激語（「自然物」に属する 12 語と「人工物」に属する 7 語）の単語属性のうち、音声文字単語親密度（$p = 0.001$）、文字単語親密度（$p = 0.002$）と音声単語心像性（$p = 0.02$）、文字単語心像性（$p = 0.0004$）は、「文脈的関係」>「範疇的関係」となったが、他の単語属性では相違はみられなかった（「範疇的関係」と「文脈的関係」の刺激語間の属性値の差についての t-test 両側検定：音声単語親密度 $p = 0.39$, 頻度 $p = 0.98$, 意味の典型性 $p = 0.21$, 獲得年齢 $p = 0.89$, 語長 $p = 0.76$, 表記妥当性 $p = 0.95$)。なおターゲットの単語属性は、「意味の関連性」タイプ別で親密度、頻度、心像性、語長に相違はなかった（t-test 両側検定 $p > 0.1$)。

　さらにターゲットと妨害刺激の意味的類似性について、単語をベクトルで表現する word2vec (Mikolov et al., 2013) で計算した数値[12]を用いて検討した。範疇的関係と文脈的関係の各 19 課題におけるターゲットと妨害刺激の意味的類似性の平均値（範囲, SD）は、それぞれ 0.386（0.216〜0.584, 0.095）と 0.416（0.125〜0.729, 0.161）で、「意味の関係性」タイプ別による相違はなかった（t-test 両側検定 $p = 0.48$)。

　検査刺激 38 語の単語属性値と意味カテゴリーは、〈資料 1-1〉に示した。検査刺激とターゲットの「意味の関係性」タイプと内容については、〈資料 1-2〉に記載した。なお刺激とターゲットの「意味の関係性」は、本検査の目的（p. 13）から日本文化に根差したものが含まれている。

11　ターゲット語の「五重塔」「奈良」の親密度 / 心像性は欠損値であったため、これらを除外して分析した。また、「湯呑み茶碗」の親密度と心像性も NTT データベースの項目にないため、「湯呑み」の単語属性値を用いた。

12　浅川伸一氏（東京女子大学）に、ターゲットと妨害刺激の意味的類似性 semantic similarity の値を算出していただいた。意味連合検査 38 課題におけるターゲットと三つの妨害刺激との間の「意味的類似性」の値は、〈資料 1-3〉に記載した。また算出方法についても、〈資料 1-3〉に浅川氏による説明を掲載した。なお、課題刺激と四つの選択肢との間の「意味的類似性」の値についても、〈資料 1-4〉に示した。

表 1　SAT 刺激語の「意味の関係性」タイプ別単語属性

	範疇的関係 （N=19）	文脈的関係 （N=19）
音声文字単語親密度		
平均	5.76	6.18
範囲	4.44–6.50	5.88–6.53
標準偏差	0.45	0.21
音声単語親密度		
平均	5.91	5.98
範囲	5.31–6.31	5.31–6.47
標準偏差	0.25	0.28
文字単語親密度		
平均	5.68	6.15
範囲	3.91–6.34	5.75–6.44
標準偏差	0.58	0.19
頻度		
平均	2.61	2.62
範囲	1.59–3.47	1.66–3.38
標準偏差	0.54	0.41
音声単語心象性		
平均	6.00	6.26
範囲	5.19–6.45	5.58–6.81
標準偏差	0.31	0.32
文字単語心象性		
平均	5.61	6.33
範囲	3.86–6.51	5.40–6.94
標準偏差	0.68	0.39
意味の典型性		
平均	3.61	3.91
範囲	2.17–4.80	2.63–4.73
標準偏差	0.75	0.64
獲得年齢		
平均	1.79	1.84
範囲	1–5	1–5
標準偏差	1.20	1.23
語長 （モーラ）		
平均	3.21	3.32
範囲	2–5	2–6
標準偏差	0.89	1.17
表記妥当性		
平均	4.67	4.67
範囲	4.05–5	3.60–5
標準偏差	0.30	0.45

注：獲得年齢は、「新教育基本語彙」（阪本, 1984）で A1, A2, B1, B2, B3 と分類されたものに 1 ～ 5 の数量を当てはめて統計値を算出した。頻度は対数変換 (log10) した数値を用いた。

3. 本検査の実施方法と採点/評価方法

3.1 実施方法

〈一般的留意事項〉
- 対面できる静かな環境で実施すること
- 被験者と検査者の間にラポール rapport が形成されていること
- 被験者は、本検査の教示を理解でき、かつ指さしができること

〈実施手順〉
- 「SAT–絵」と「SAT–文字」を両方実施する場合、「SAT–絵」を先に実施し、「SAT–文字」の実施は1週間程度の間隔をあけることが望ましい。なお被験者に疲労がみられる場合、各課題とも複数回に分けて施行することは許容される。
- 教示は、刺激絵 / 刺激単語を指さして「これと一番関係があるものは、下の四つの内のどれでしょう。一つ選んで指さしてください」と教示する。「SAT–絵」と「SAT–文字」の両検査とも、四つの例題を用いて被験者が教示を理解していることを確認してから開始する。例題において被験者から質問があった場合、課題の理解を促す応答に努める。
- 課題試行の制限時間は設けない。
- 無答が8課題連続した場合、本検査が被験者に不適切であったと判断し検査を中止する。
- 「SAT–絵」と「SAT–文字」の検査実施の各所要時間を計測し記録する。

3.2 採点/評価方法

- 「SAT–絵」と「SAT–文字」とも、ターゲットのみを正答とし得点を与える。
- 「SAT–絵」と「SAT–文字」の記録用紙には、正答記載欄（AC）と妨害刺激語の欄（Distractor）がある。正答の場合、正答欄に✓を記入し、誤答の場合、選択された妨害刺激に○をつけ、「わからない」という返答や無答の場合 DK/NR 欄に✓をつけて集計する。自己修正により正答に至った場合、修正前の反応も記載する。複数回答の場合、正答を含んでいても誤答として扱う。各検査の記録用紙への記入例は、図4と図5を参照されたい。
- 評価の基準範囲は、18〜99歳の健常者312名（性別、年齢と教育年数の基本情報は、pp. 23–24参照）の得点分布を基に決定した。38課題からなる SAT の健常者成績の平均値（範囲, SD）は、SAT–絵で35.74（30〜38, SD 1.63）、SAT–文字で36.20（30〜38, SD 1.52）であった。95%の基準値範囲として下側5%を範囲外とすると、SAT–絵の場合33〜38、SAT–文字の場合34〜38が基準範囲となった。この基準値を目安に「意味機能障害」の有無を判断するのが妥当と思われる。

意味連合検査：SAT- 絵　記録用紙

被験者氏名：AS　　　　　　　　　実施年月日：　　　2020 年　○ 月　○ 日

例題	刺激語	Target	AC 範疇	AC 文脈	Distractor 1	Distractor 2	Distractor 3
1	寿司	魚	▨		白菜	肉	大根
2	太鼓	木琴		▨	トランペット	ハーモニカ	ギター
3	本	目	▨		耳	足	鼻
4	菊	キキョウ		▨	桜	あやめ	朝顔

SQ	刺激語	Target	AC 範疇	AC 文脈	Distractor 1	Distractor 2	Distractor 3	DK/NR
1	羊	セーター		✓	ワイシャツ	背広	着物	
2	三輪車	自転車	✓		タクシー	スクーター	自動車	
3	黒板	学校		✓	デパート	郵便局	工場	
4	狸	狐			(チンパンジー)	シマウマ	犬	
5	しゃもじ	稲		✓	ススキ	つくし	松	
6	物差し	巻き尺	✓		セロテープ	画鋲	分度器	
7	急須	湯呑み茶碗	✓		杯	コーヒーカップ	コップ	
8	さくらんぼ	桜の木			(竹)	梅の木	柳	
9	オウム	インコ	✓		雀	カラス	キツツキ	
10	まな板	鰹		✓	イルカ	メダカ	金魚	
11	猪	うさぎ	✓		パンダ	カンガルー	キリン	
12	パイナップル	ジュース		✓	ワイン	酒	ビール	
13	筆	ボールペン	✓		糊	ホチキス	鉛筆削り	
14	豚	ハム			(豆腐)	竹輪	かまぼこ	
15	絵の具	パレット			クリップ	(スポイト)	消しゴム	
16	柿	五重塔			教会	駅	病院	✓
17	やかん	ポット	✓		擂り鉢	箸	電気釜	
18	そろばん	電卓	✓		スライド	ビデオ	電池	
19	馬車	トナカイ			カバ	(山羊)	豹	
20	丼	皿			栓抜き	缶切り	(茶托)	
21	ペンギン	氷山			崖	林	谷	✓
22	コンパス	円		✓	三角	菱形	四角	
23	鍋	フライパン			とっくり	(すりばち)	升	
24	鹿	奈良(大仏)		✓	広島(原爆ドーム)	札幌(時計台)	東京(東京タワー)	
25	汽車	バス	✓		トラック	パトカー	ダンプカー	
26	レモン	紅茶			(コーヒー)	緑茶	コーラ	
27	鶴	亀			ザリガニ	カエル	ワニ	✓
28	包丁	ナイフ			おろし金	フォーク	(茶碗)	
29	ラクダ	砂漠		✓	火山	畑	湖	
30	封筒	はがき	✓		ノート	クレヨン	アルバム	
31	象	ピエロ			(漫才)	バレエ	歌手	
32	硯	墨			インク	鉛筆	(万年筆)	
33	かもめ	海			水田	(池)	滝	
34	桃	缶詰			せんべい	海苔	(梅干)	
35	猿	ゴリラ	✓		コアラ	猫	熊	
36	スプーン	カレーライス			そば	スパゲティ	(うどん)	
37	白鳥	燕			フクロウ	鶏	孔雀	✓
38	オートバイ	ヘルメット		✓	麦わら帽子	兜	野球帽	
	計		11	9		14		4
	正答数		20/38		（範疇　11/19,		文脈　9/19）	
	正答率		53%		（範疇　58%,		文脈　47%）	

基準値 33〜38
健常者 312名の平均得点：35.74（SD 1.63）
「範疇」基準値 15〜19; 「文脈」基準値 17〜19

図4　意味連合検査：SAT-絵　記録用紙・記入例

意味連合検査：SAT‒文字　記録用紙

被験者氏名：A.I　　　　　　　　実施年月日：　　　2019 年　　○ 月　○ 日

例題	刺激語	Target	AC 範疇	AC 文脈	Distractor 1	Distractor 2	Distractor 3
1	寿司	魚	▨		白菜	肉	大根
2	太鼓	木琴		▨	トランペット	ハーモニカ	ギター
3	本	目	▨		耳	足	鼻
4	菊	キキョウ		▨	桜	あやめ	朝顔

SQ	刺激語	Target	AC 範疇	AC 文脈	Distractor 1	Distractor 2	Distractor 3	DK/NR
1	封筒	はがき	✓		ノート	クレヨン	アルバム	
2	豚	ハム		✓	かまぼこ	豆腐	竹輪	
3	物差し	巻き尺	▨		⟨セロテープ⟩	分度器	画鋲	
4	ペンギン	氷山	▨	✓	林	崖	谷	
5	オートバイ	ヘルメット	▨		野球帽	麦わら帽子	⟨魚⟩	
6	鶴	亀	✓		ワニ	カエル	ザリガニ	
7	絵の具	パレット	✓		クリップ	消しゴム	スポイト	
8	スプーン	カレーライス	▨	✓	うどん	スパゲティ	そば	
9	羊	セーター	▨	✓	背広	ワイシャツ	着物	
10	筆	ボールペン	▨		ホチキス	糊	⟨鉛筆削り⟩	
11	桃	缶詰	▨	✓	せんべい	海苔	梅干し	
12	丼	皿	✓		栓抜き	缶切り	茶托	
13	猿	ゴリラ	✓		猫	コアラ	熊	
14	コンパス	円	▨		菱形	⟨三角⟩	四角	
15	急須	湯呑み茶碗	▨		杯	⟨コーヒーカップ⟩	コップ	
16	パイナップル	ジュース	▨	✓	ワイン	酒	ビール	
17	オウム	インコ	▨		⟨カラス⟩	雀	キツツキ	
18	しゃもじ	稲	▨	✓	つくし	ススキ	松	
19	狸	狐	✓		シマウマ	犬	チンパンジー	
20	三輪車	自転車	▨		⟨スクーター⟩	自動車	タクシー	
21	まな板	鰹	▨	✓	メダカ	金魚	イルカ	
22	かもめ	海	▨		⟨滝⟩	水田	池	
23	そろばん	電卓	✓		電池	スライド	ビデオ	
24	象	ピエロ	▨	✓	バレエ	漫才	歌手	
25	レモン	紅茶	▨	✓	コーラ	コーヒー	緑茶	
26	硯	墨	✓		インク	万年筆	鉛筆	
27	馬車	トナカイ	▨	✓	山羊	豹	カバ	
28	やかん	ポット	✓		擂り鉢	箸	電気釜	
29	猪	うさぎ	▨		⟨カンガルー⟩	パンダ	キリン	
30	さくらんぼ	桜の木	▨	✓	竹	梅の木	柳	
31	包丁	ナイフ	✓		フォーク	茶碗	おろし金	
32	ラクダ	砂漠	▨	✓	火山	湖	畑	
33	汽車	バス	✓		トラック	ダンプカー	パトカー	
34	柿	五重塔	▨	✓	駅	教会	病院	
35	白鳥	燕			フクロウ	鶏	⟨孔雀⟩	
36	黒板	学校	▨	✓	郵便局	工場	デパート	
37	鹿	奈良	▨	✓	東京	広島	札幌	
38	鍋	フライパン		▨	升	割りばし	⟨とっくり⟩	
	計		11	16		11		0
	正答数		27/38		（範疇　11/19，　文脈　16/19）			
	正答率		71%		（範疇　58%，　文脈　84%）			

基準値 34～38
健常者 312名の平均得点：36.20（SD 1.52）
「範疇」基準値 16～19；「文脈」基準値 17～19

図5　意味連合検査：SAT‒文字　記録用紙・記入例

・「意味の関係性」タイプ別の評価基準範囲も、18〜99歳の健常者312名の得点分布を基に設定した。それぞれ19課題からなる「範疇的関係」「文脈的関係」の健常者成績の平均値（範囲, SD）は、SAT−絵で「範疇的関係」17.38（13〜19, SD 1.28）、「文脈的関係」18.37（14〜19, SD 0.85）、SAT−文字で「範疇的関係」17.71（13〜19, SD 1.10）、「文脈的関係」18.49（14〜19, SD 0.84）であった。95%の基準値範囲として下側5%を範囲外とすると、SAT−絵の場合「範疇的関係」15〜19、「文脈的関係」17〜19、SAT−文字の場合「範疇的関係」16〜19、「文脈的関係」17〜19が基準範囲となった。これらの基準値が、「意味の関係性」タイプ別の評価の目安となる。

4. 本検査の作成過程

　本検査は、「もの」と「もの」の意味の関係性に着目して独自に考案した意味連合課題（SAT40: 佐藤, 2015）をベースとする。開発した意味連合課題の刺激語（N = 40）は、獲得年齢と親密度を統制した自然物カテゴリーと人工物カテゴリーに属する各 20 語、ターゲットは刺激語と範疇的関係（例：金槌 – のこぎり）あるいは文脈的関係（例：金槌 – 釘）にあるもので各 20 課題から成る。妨害刺激はすべてターゲットと同じ意味カテゴリーに属する三つの絵 / 文字単語で、課題施行は 1/4 選択、刺激は絵（白黒線画）と文字単語の 2 条件（SAT40–絵, SAT40–文字）で四つの例題を用いたのは、本検査と同じである。

　これを大学生 100 名［男性 51 名, 女性 49 名；平均年齢 20.4 歳（18〜27 歳, SD 1.8）；平均教育年数 13.9 年（12〜19 年, SD 1.6）］と、自宅で生活されている健常高齢者 21 名［男性 6 名, 女性 15 名；平均年齢 76.6 歳（65〜87 歳, SD 7.4）；平均教育年数 14.4 年（8〜17 年, SD 2.6）；MMSE[13] 平均 29.0（26〜30, SD 1.4）］に、SAT40–絵, SAT40–文字の順に 1〜2 週間の間隔を空けて施行した（佐藤, 2015）。また、SAT40–絵は語彙獲得途上にある小学生 360 名（各学年 60 名, 男女各 30 名）にも施行した（佐藤・石坂, 2015）。健常高齢者は対面で実施したが、大学生と小学生は書面で「最も意味的関連のあるものに○をつけてもらう」方法で実施した。

　次に、就業している健常成人 100 名［男性 48 名, 女性 52 名；平均年齢 39.5 歳（22〜60 歳, SD 10.7）；平均教育年数 16.1 年（12〜24 年, SD 2.3）］と、脳損傷患者 22 名［男性 9 名, 女性 13 名；平均年齢 75.8 歳（40〜98 歳, SD 11.4）；平均教育年数 13.1 年（9〜18 年, SD 2.1）］（損傷部位別の基本情報は p. 30 表 3 参照）を対象に、SAT40–絵 40 課題と J-PPT52 課題の線画連合を実施した（佐藤ら, 2018）。さらに、就業している健常成人 100 名［男性 44 名, 女性 56 名；平均年齢 38.5 歳（23〜61 歳, SD 10.3）；平均教育年数 16.2 年（12〜22 年, SD 1.8）］と上記の脳損傷患者 22 名を対象に SAT40–文字を施行した（佐藤ら, 2019）。健常成人は書面で、脳損傷患者は対面で実施した。

　健常高齢者のデータ数を増やすため、施設で生活されている健常高齢者を対象に SAT40–絵、SAT40–文字の順で 3〜4 週間の間隔を空けて実施し、最終的に対象とした健常高齢者は 112 名［男性 28 名, 女性 84 名；平均年齢 81.1 歳（65〜99 歳, SD 6.6）；平均教育年数 13.1 年（8〜16 年, SD 2.2）MMSE/HDS-R[14] 平均 28.6（24〜30, SD 1.4）］にのぼった。

　以上の調査を経て、大学生 100 名、健常成人 100 名、健常高齢者 112 名の SAT–絵 40 課題と SAT–文字 40 課題のデータが収集された。これら三つの集団を合わせた 312 名の健常者が、検査標準化のための分析対象となった。上記のように健常成人の場合、SAT–絵 / 文字でデータ収集に

13　MMSE: Mini-Mental State Examination（Folstein et al., 1975; 日本語版；森ら, 1985）

14　HDS-R: 改訂長谷川式簡易知能評価スケール（revised Hasegawa dementia scale; 加藤ら, 1991）。

時間的ずれがあったため被験者は全く同一ではない。したがって、312名の分析対象者は、SAT–絵で男性127名と女性185名、平均年齢48.3歳（18〜99歳, SD 26.7）、平均教育年数14.3年（8〜24年, SD 2.4）、SAT–文字で男性123名と女性189名、平均年齢48.0歳（18〜99歳, SD 26.8）、平均教育年数14.3年（8〜22年, SD 2.3）となった。

　健常者312名における課題別正答率に基づき、SAT40–絵の正答率が60%以下となった「範疇的関係」1課題（梨–ブドウ）と「文脈的関係」1課題（枇杷–夏）[15]を除外した38課題で、意味連合検査を構成することとした。

　「白鳥–つばめ」（SAT–絵の正答率0.57：大学生0.34, 健常成人0.61, 健常高齢者0.74；SAT–文字の正答率0.42：大学生0.35, 健常成人0.37, 健常高齢者0.52）と、「猪–うさぎ」（SAT–絵の正答率0.71：大学生0.76, 健常成人0.86, 健常高齢者0.54；SAT–文字の正答率0.75：大学生0.78, 健常成人0.88, 健常高齢者0.62）も正答率は良好とはいえなかった。刺激とターゲットの共通点は、前者の場合「渡り鳥」、後者の場合「日本に元来生息していた動物／十二支の動物」でいずれも「範疇的関係」の課題である。妨害刺激が同じ意味カテゴリーのため「鳥類」「四つ足の動物」の中からターゲットの絵／文字単語を選択するのは容易とはいえない。これが、2課題の正答率が低くなった背景にあると思われるが、これらの課題は難易度のバランスの観点から、本検査が意味障害の検出に鋭敏であるために必要と考えSATに含めた。

　〈資料2〉に、本検査標準化の対象とした健常者312名と「大学生」「健常成人」「健常高齢者」の三つの集団ごとの本検査の成績分布を示した。また〈資料3〉に、健常者312名における本検査の課題別正答率を示した。

15　除外した課題の成績は三つの集団と絵／文字単語の条件で異なる傾向が認められたものがあった（SAT–絵「梨–ブドウ」の正答率　0.59：大学生0.57, 健常成人0.58, 健常高齢者0.63；SAT–文字「梨–ブドウ」の正答率0.76：大学生0.72, 健常成人0.85, 健常高齢者0.71; SAT–絵「枇杷–夏」の正答率0.46: 大学生0.32, 健常成人0.58, 健常高齢者0.46; SAT–文字「枇杷–夏」の正答率0.56: 大学生0.31, 健常成人0.74, 健常高齢者0.63）。

5. 本検査の妥当性と信頼性

まず、意味機能を評価する検査としての"内容的妥当性"を検討しよう。本検査は、「もの」と「もの」の関係性に関する概念知識／意味記憶を必要とする課題で構成され、SAT–絵とSAT–文字の下位検査から成っている。両課題の関係性を成績の相関係数でみると、1〜2週間の間隔を空けて実施した前述の大学生100名の場合 r = 0.97（p＜0.001, 両側検定）、1〜4週間の間隔を空けて実施した前述の高齢者112名の場合 r = 0.72（p＜0.001, 両側検定）で、二つの課題成績は非常に高い正の相関を示した。これは、絵刺激と文字単語刺激で入力モダリティは異なるが、SAT–絵とSAT–文字は、同一個人の概念知識／意味記憶を評価する検査として"内容的妥当性"があることを支持しているといえる。

意味機能評価を目的とし同様の評価枠組みをもつPPTを日本語話者が使用できるように改変した絵刺激のJ-PPT（Sato, 2007; Sato et al., 2008）は、SATの外的基準テストとみなすことができる。本検査SAT–絵とJ-PPTの相関[16]をみると、健常成人100名の場合 r = 0.27（p＜0.001, 両側検定）、前出の脳損傷患者22名の場合 r = 0.81（p＜0.001, 両側検定）と正の相関を認めた。特に脳損傷患者において本検査の妥当性係数が非常に高くなった。これらの結果は、本検査が"基準関連妥当性"が高いことを保証している。

さらに、測定しようとしている概念知識／意味記憶が適切に測定されているかについて、概念知識形成の要因の一つと考えられる教育年数とSATの相関をみると、前出の健常者312名においてSAT–絵 r = 0.21（p＜0.001, 両側検定）、SAT–文字 r =0.11（p = 0.044, 両側検定）と弱い相関が認められた。「意味の関係性」タイプ別にみると、「範疇的関係」の課題成績はSAT–絵 r = 0.23（p＜0.001, 両側検定）、SAT–文字 r =0.13（p = 0.021, 両側検定）と教育年数と相関を示したが、「文脈的関係」の課題成績とは相関がみられなかった（SAT–絵 r = 0.06, SAT–文字 r =0.04）。「文脈的関係」の概念知識／意味記憶（たとえば、「本」を読むときは「目」を使う）は、日常生活における感覚–運動を媒介した経験に主に基づくのに対して、「範疇的関係」の概念知識（たとえば、「白鳥」と「つばめ」は"渡り鳥"である）は言葉を媒介に学習されるものが多い。つまり「範疇的関係」の概念知識は、教育年数が長い方が言語による習得機会が多いといえる。この相違が、「意味の関係性」タイプと教育年数の相関の有無をもたらしたと解釈できる。これは、本検査の"因子的妥当性／構成概念妥当性"を示している。

これらの検討から意味連合検査SATは、"内容的妥当性""基準関連妥当性""構成概念妥当性"という三つの妥当性を満たしているといえよう。

---

16 当初作成したSAT40–絵とJ-PPTの相関係数は、健常成人100名と脳損傷患者22名で、それぞれ r = 0.30 と r = 0.79 であった。SAT40–絵とJ-PPTの検査精度をROC曲線（Receiver Operatorating Characteristic curve 受信者動作特性曲線）でみると、曲線下面積 Area under the curve（AUC）は SAT40–絵 0.95、J-PPT 0.86 となり、SAT40–絵がJ-PPTより精度が高い結果となった。感度と特異度は、SAT40–絵 0.78 と 0.94、J-PPT 0.63 と 0.96 であった（佐藤ら, 2018）。

　次に、検査の“信頼性”についてみてみよう。「同一の個人に同じ検査をしてほぼ同じ結果が得られるか」、「データの安定性や一貫性があるか」といった検査の“信頼性”については、再テスト法を用いて検討した。

　SAT40-絵とSAT40-文字を実施している健常成人20名［男性10名, 女性10名；再テスト実施時の平均年齢47.8歳（28～62歳, SD 11.0）；平均教育年数16.9年（14～20年, SD 1.9）］に、一回目と同じく書面による回答を求め、SAT40-絵の1週間後にSAT40-文字を実施する手続きで再テストをした。二回目のテストまでの期間は、SAT40-絵で約3年、SAT40-文字で約2年であった。本検査38課題の一回目の平均得点（範囲, SD）は、SAT-絵 37.10（34～38, SD 1.07）、SAT-文字 36.65（34～38, SD 1.23）で、二回目の平均得点は、SAT-絵 36.35（33～38, SD 1.27）、SAT-文字 37.10（36～38, SD 0.91）であった。

　一回目と二回目の本検査成績の相関係数は、SAT-絵で r = 0.68（p＜0.001, 両側検定）、SAT-文字で r = 0.87（p＜0.001, 両側検定）となり、高い信頼係数が得られた。二回目のテストは、かなり期間を空けて実施したため、一回目のテストの記憶が回答に影響を及ぼすことを回避している。再テスト実施までの間隔が長い場合、個人内の認知機能が変化する可能性があると思われるが、高い相関係数が得られた。これにより本検査が測定する概念知識／意味記憶は健常者において安定していると指摘でき、かつSATが測定するデータの一貫性や安定性が示された。つまり再テスト法により、本検査の信頼性が保証された。

　以上、「妥当性」と「信頼性」の検討から、SATは心理測定検査としての要件を備えたテストであるといえる。

６. 本検査の脳損傷患者への適用

6.1 本検査の脳損傷患者への適用結果

　まず、失語症患者に SAT を適用した結果を示す。対象者は、佐藤・浦野（2020）の対象に 8 名を加えた失語症患者 54 名（男 28 名, 女 26 名；全員右利き）である。失語症の原因疾患は脳血管障害（左損傷 45 例, 右損傷 1 例, 両側損傷 8 例）で、SAT を実施した時点での発症経過月数は平均 9.5ヶ月（1〜105ヶ月, SD 21.5）であった。対象者の年齢、教育年数、RCPM（Raven's Coloured Progressive Matrices: 原著者 Raven, 1962; 日本版レーヴン色彩マトリックス検査手引: 杉下・山崎, 1993）得点、WAB 失語症検査（The Western Aphasia Battery: 原著者 Kertesz, 1982; 日本語版作製委員会, 1986）の失語指数は表 2 を参照されたい。

表 2　失語症患者 54 名の基本情報

	年齢	教育年数	RCPM（36）	WAB 失語指数（100）
平均	66.8	13.2	26.9	74.3
範囲	40〜89	9〜18	8〜36	13.7〜96.2
標準偏差	11.3	2.5	6.5	21.6

注：WAB: WAB 失語症検査, RCPM: レーヴン色彩マトリックス検査

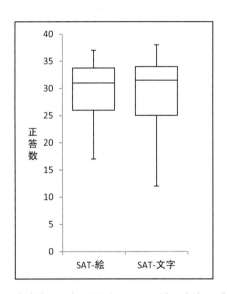

図 6　失語症患者 54 名における SAT−絵 / 文字の成績分布

　対象失語症患者の SAT 成績を、図 6 の箱ひげ図に示す。SAT−絵で平均 29.61（17〜37, SD 5.12）中央値 31.0、SAT−文字で平均 28.74（12〜38, SD 6.96）中央値 31.5 であった。評価の基準値（p. 19 参照）を下回った失語症患者は、SAT−絵で 38 名（70%）、SAT−文字で 37 名（69%）とかなりの数にのぼった。SAT−絵と SAT−文字の成績間の相関係数は r = 0.84（両側検定：p＜0.01）で、強い正の相関がみられた。

　次に、「意味の関係性」タイプ別の成績を図7の箱ひげ図に示す。SAT‒絵「範疇」で平均14.02（8～19, SD 2.62）中央値14.0、SAT‒絵「文脈」で平均15.59（9～19, SD 3.08）、中央値16.0、SAT‒文字「範疇」で平均13.56（5～19, SD 3.81）、中央値15.0、SAT‒文字「文脈」で平均15.19（4～19, SD 3.60）、中央値17.0であった。SAT‒絵 / 文字とも、文脈的関係（例：金槌‒釘）の方が範疇的関係（例：金槌‒のこぎり）より成績が良好となる傾向が認められた（t-test 両側検定：SAT‒絵 p = 0.005; SAT‒文字 p = 0.024）。これは、健常者と同様の結果（p. 22 参照）であった。

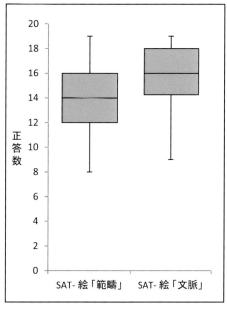

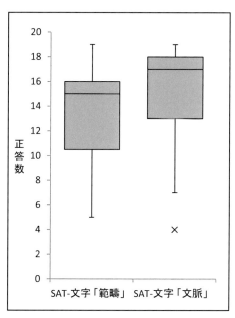

図 7-1　失語症患者 54 名における SAT‒絵・「意味の関係性」別 成績分布

図 7-2　失語症患者 54 名における SAT‒文字・「意味の関係性」別 成績分布

　さらに、対象者の WAB 失語指数で音声言語機能の重症度分類[17]をして、失語重症度と SAT 成績の関係を分析した結果が図8である。失語の重症度にかかわらず、SAT‒絵と文字の成績は「文脈的関係」＞「範疇的関係」となった。「文脈的関係」の意味連合成績の優位は、SAT40‒絵を実施した小学生 360 名（各学年 60 名）においてもみられている（佐藤・石坂, 2015）。

　なお、「意味の関係性」タイプに「意味的関連の強さ strength of semantic relatedness」（H: 強い / L: 弱い）を加えて SAT‒絵の成績を分析すると、「文脈的関係」H＞「範疇的関係」H＞「文脈的関係」L＞「範疇的関係」L の順になる現象が小学生と健常者で一貫して認められた（Sato & Ishizaka, in prep.）。これは、失語症患者においても同様に観察された（Sato & Urano, in prep.）。

17　失語症の重症度区分は、対象失語患者の音声言語機能の指標となる WAB 失語指数の分布により「ごく軽度」「軽度」「中等度」「重度」とした。各区分の人数と WAB 失語指数の平均（範囲, SD）は以下の通り。ごく軽度（N = 15）：92.6（90.3～96.2, SD 1.7）、軽度（N = 16）：86.6（83.6～89.4, SD 1.6）、中等度（N = 12）：69.0（52.3～80.8, SD 9.0）、重度（N = 11）：37.4（13.7～48.8, SD 10.9）。

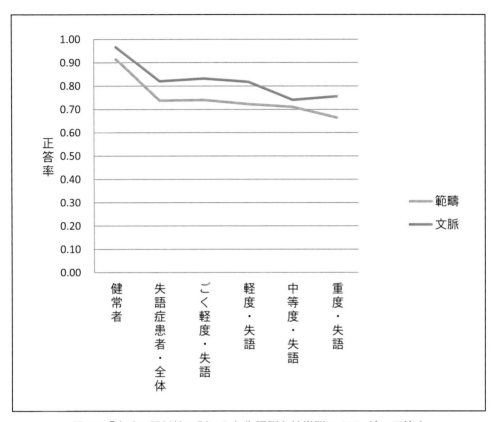

図 8-1「意味の関係性」別にみた失語群と健常群の SAT−絵・正答率

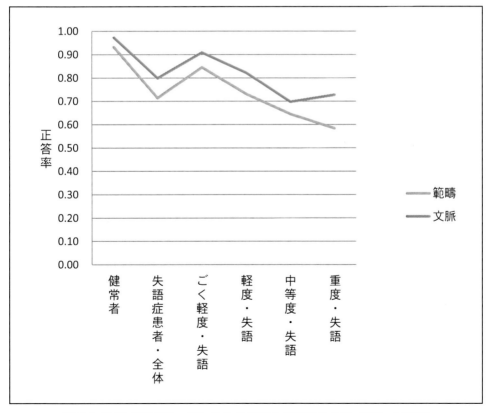

図 8-2「意味の関係性」別にみた失語群と健常群の SAT−文字・正答率

　最後に、例数は多くないが SAT–絵の成績と左右大脳半球の損傷部位との関係を検討した結果を紹介する。対象者は、佐藤ら（2019）が分析対象とした脳損傷患者 22 名（男 9 名，女 13 名；全員右利き）である。原因疾患は脳血管障害 19 名、慢性硬膜下血腫 2 名、ヘルペス脳炎 1 名（左損傷 12 例，右損傷 5 例，両側損傷 5 例）で、損傷部位別の基本情報は表 3 を参照されたい。左半球損傷患者で WAB 呼称が際立って低く、右半球損傷患者では RCPM が最も低い。

表 3　脳損傷患者 22 名の基本情報

		左損傷（N = 12）	右損傷（N = 5）	両側損傷（N = 5）
年齢	平均	73.5	84.4	72.8
	範囲	52〜83	74〜98	40〜86
	標準偏差	7.5	7.8	16.8
教育年数	平均	13.0	12.2	14.4
	範囲	12〜16	9〜16	12〜18
	標準偏差	1.7	2.2	2.3
RCPM（36）	平均	26.5	21.4	25.4
	範囲	14〜35	15〜31	20〜33
	標準偏差	6.2	6.2	4.5
WAB 失語指数（100）	平均	67.5	84.4	77.2
	範囲	27.6〜84.3	82.4〜86.6	34〜92.9
	標準偏差	15.0	1.6	21.8
WAB 物品呼称（20）	平均	9.4	18.8	16.2
	範囲	0〜18	17〜20	2〜20
	標準偏差	6.2	1.0	7.1

注：WAB：WAB 失語症検査，RCPM：レーヴン色彩マトリックス検査

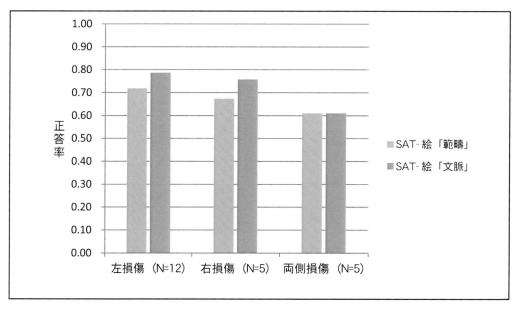

図 9　脳損傷患者における SAT–絵 意味の関係性別正答率

　SAT–絵の正答率は、左損傷（0.75）＞右損傷（0.72）＞両側損傷（0.61）となった。図 9 に示すように、両側損傷患者では「文脈的関係」と「範疇的関係」の成績差は認められなかった。

6.2 本検査により検出できた失語症患者における意味機能の回復

　脳血管障害による失語症の場合、意味表象へのアクセスの障害が意味理解や語義理解での低下を生じさせているという報告がある（たとえば、Thompson et al., 2015）。しかし失語症患者における意味機能の回復については、あまり検討されてこなかった。そこで、失名辞失語を呈した3名の自験例でSATを用いて検出できた意味機能の回復と、失語の中核症状である呼称障害の改善経過を示したい。

　対象は、全例右利きで左半球損傷である。TSさん（72歳女性, 教育年数12年）は脳梗塞（左前頭葉外側部）発症3日後から4ヶ月間1週間に5〜6日言語セラピーを実施、その後も外来で週1回のセラピーを継続した方である。AIさん（75歳女性, 教育年数16年）は脳梗塞（左視床）発症2週間後から2ヶ月間1週間に5〜6日言語セラピーを実施、その後外来で週1回のセラピーを行なった。ASさん（72歳女性, 教育年数14年）は、急性硬膜下血腫（左側頭〜前頭葉）術後1ヶ月時から5ヶ月間1週間に5〜6日言語セラピーを実施した方である。表4に、対象者のWAB失語症検査プロフィールと失語指数、RCPMの3時点（評価時の発症経過月数は、表4に記載）における結果を示した。失語指数は、TSさんが60.7 → 92.6、AIさんが84.6 → 93.3、ASさんが67.7 → 90.0と、言語機能の改善は良好であった。

表4　失名辞失語3例におけるWABプロフィール

	TS			AI			AS		
発症経過月数	0.1ヶ月時	3ヶ月時	7ヶ月時	1ヶ月時	4ヶ月時	7ヶ月時	1.5ヶ月時	4ヶ月時	7ヶ月時
自発話：情報量（10）	6	9	9	8	8	9	6	8	9
自発話：流暢性（10）	8	9	9	8	9	9	8	9	9
話し言葉の理解（10）	4.85	9	9.2	9.1	9.3	9.85	6.65	8.25	9.5
復唱（10）	9.2	10	9.8	10	9.8	10	8.4	8.4	9.6
呼称（10）	2.3	7.4	9.3	7.2	8.4	8.8	4.8	7.8	7.9
読み（10）	5.45	8.35	9.4	8.4	9.4	9.7	6.9	9.3	9.5
書字（10）	6.45	9.85	9.95	8.8	9.9	10	2.95	8.8	9.85
行為：右手（10）	6.5	9.7	9.8	10	10	10	9.17	9.67	9.83
行為：左手（10）	6.5	9.7	9.8	10	10	10	9.17	9.67	9.83
構成（10）	5.8	8	9.2	8.3	8.55	9.4	5	7.7	8.0
RCPM（36）	21	23	30	20	26	31	18	23	22
WAB失語指数（100）	60.7	88.8	92.6	84.6	89.0	93.3	67.7	82.9	90.0

注：WAB：WAB失語症検査，RCPM：レーヴン色彩マトリックス検査

　TSさんの呼称障害は評価時点が急性期だったこともあり当初重篤（WAB評価点2.3）で、物品と動作の呼称検査（佐藤, 2017；以下OANT）では、物品呼称13/54（24%）動作呼称34/54（63%）と動詞に比べ名詞表出の障害が著明であった。また、聴理解（WAB評価点4.85）も中等度障害がみられたが、音韻機能（WAB復唱・評価点9.2）は保たれていた。

　AIさんの場合、聴理解（WAB評価点9.1）はごく軽度の低下で、音韻機能（WAB復唱・評価点10）はきわめて良好であったが、中等度の呼称障害（WAB評価点7.2）を示した。OANTの成績は、

物品呼称 44/54（81%）動作呼称 45/54（83%）と名詞 / 動詞表出の解離はみられなかった。

　AS さんは、中等度の呼称障害（WAB 評価点 4.8）に加え聴理解障害（WAB 評価点 6.65）を示し、音韻機能にも低下（WAB 復唱・評価点 8.4）がみられた点が、TS さんと AI さんとは異なっていた。OANT の成績は、物品呼称 33/54（61%）動作呼称 42/54（78%）と動詞よりも名詞の表出がや低下した。

　では、3 名の方々の SAT 成績と、120 単語の呼称検査（佐藤, 2013；以下 Category 120）での成績の変化をみていこう。この呼称検査の刺激語は、七つの自然物カテゴリー（果物, 野菜, 花, 植物, 四足の動物, 鳥, 虫）と七つの人工物カテゴリー（衣類, 楽器, 大工道具, 事務用品, 台所用品, 地上の乗り物, 電化製品）に属する名詞各 60 語で、「自然物」「人工物」の頻度が操作・統制され高頻度語 / 低頻度語それぞれ 30 語で構成されている。図 10 に示すように、全員が SAT–絵 / 文字と Category 120 で改善を示し、意味機能と呼称の回復が共起した。SAT–絵 / 文字の回復パタンは個々の事例で相違したが、最終的には二つの成績は近似した。

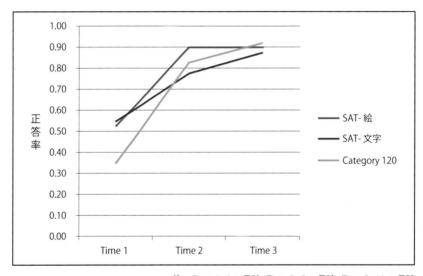

注： Time 1：1 ヶ月時；Time 2：5 ヶ月時；Time 3：11 ヶ月時

図 10-1　TS における SAT/ 呼称成績の改善

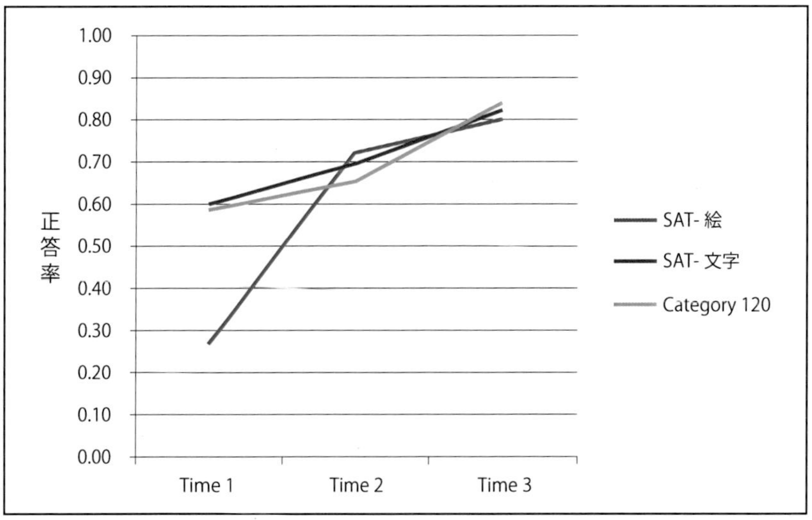

注： Time 1：1 ヶ月時；Time 2：2 ヶ月時；Time 3：7 ヶ月時

図 10-2　AI における SAT/ 呼称成績の改善

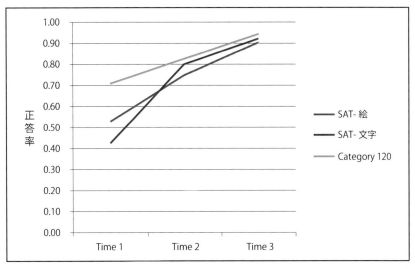

注：Time 1：1.5ヶ月時；Time 2：3ヶ月時；Time 3：6ヶ月時

図10-3　ASにおけるSAT/呼称成績の改善

　3例において、呼称障害の改善と意味機能の回復が共起したのはどう解釈できるのであろうか。21名の英語話者の失語症患者を対象としたLambon Ralphら（2002）の研究と、62名の日本語話者の失語症患者を対象とした佐藤らの研究（2007）および失名辞失語の単一症例における呼称障害改善に関する実証的研究（佐藤ら, 2013）は、「呼称は、活性化した意味情報と音韻情報の相互作用に基づく機能である」と捉えるコネクショニスト・モデルの一つであるトライアングル・モデルtriangle model（Seidenberg & McClelland, 1989）の仮説を支持する結果を得ている。したがって、音韻機能が当初より非常に良好であったAIさん（WAB復唱10→9.8→10）と良好であったTSさん（WAB復唱9.2→10→9.8）の場合、「呼称障害の改善は意味機能の回復による」と解釈できよう。ASさんの音韻機能は比較的保たれていたものの、3例の中で当初最も低く異なる経過（WAB復唱8.4→8.4→9.6）を示した。したがってASさんの場合、図10-3のTime 2における呼称の改善は意味機能の回復を反映し、Time 3では意味/音韻機能の回復が呼称障害の改善に関与したとみるのが妥当といえる。いずれにせよ、失名辞失語3例の呼称障害の改善は意味機能の回復に伴って生起したと指摘できる。これは、意味機能の回復をSATが捉えることができたために明らかとなった事実といっても過言ではない。

　事実、3例のJ-PPT（p. 8参照）成績は、発症1ヶ月時に実施したTSさん44/52（85%）、AIさん48/52（92%）、発症2ヶ月時に実施したASさん50/52（96%）で、それぞれSAT−絵よりも高い正答率となった。つまり、J-PPTでは3例の意味機能の回復を捉えることは困難であり、SATが意味機能の評価に鋭敏な検査であるため意味障害の回復を検出できたといえる。

6.3 本検査の臨床的有用性

　本検査の理解を深めていただくために、失語症患者における意味連合と呼称・聴理解の単語処理に関する検討結果を提示する。さらに、失語症患者と AD 患者の意味連合を含む言語 / 認知機能プロフィールの相違を示して、神経心理学的評価に意味連合検査を組み込むことの重要性を指摘する。

　図 11 は、失語症患者 54 名（p. 27 表 2 参照）における SAT−絵 / 文字成績を縦軸に単語聴理解成績を横軸にプロットした散布図である。単語聴理解は聴覚的に呈示した刺激語と絵のマッチング spoken word-to-picture matching で、妨害刺激はすべて刺激語と同じ意味カテゴリーに属する 1/10 選択課題である。聴理解課題の刺激語は本検査開発のために当初作成した SAT40 の 40 語である。統制群は健常者 27 名［男性 9 名, 女性 18 名；平均年齢 77.5 歳（66〜90 歳, SD 6.7); 平均教育年数 13.6 年（10〜16 年, SD 2.0); MMSE 平均 29.1（24〜30, SD 1.4)］である。健常者の単語聴理解成績（平均 39.7, SD 0.6）における得点範囲（38〜40）に入った 24 名の失語症患者の内、SAT の基準値（p. 19 参照）を下回った方は SAT−絵 14 名 SAT−文字 13 名で、その内 11 名は SAT−絵 / 文字両方で成績低下がみられた。この結果は、SAT が聴理解課題で検出できない「意味理解低下」に鋭敏であることを実証している。そして、単語の語義理解と意味理解は区別して評価しなければならないことを示唆している。

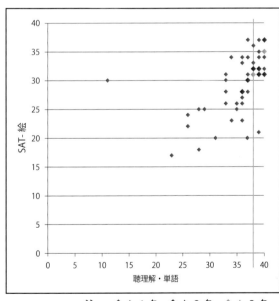 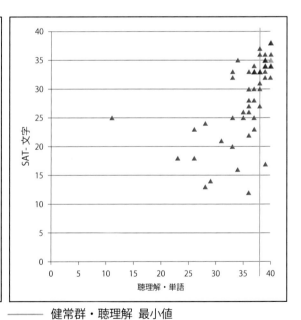

注： ◆▲ 1 名, ◆▲ 2 名, ◆▲ 3 名； ——— 健常群・聴理解 最小値

図 11-1　失語症患者 54 名における　　　　図 11-2　失語症患者 54 名における
　　　　　SAT−絵と単語聴理解成績　　　　　　　　　SAT−文字と単語聴理解成績

　次に意味連合課題と他の言語 / 認知課題との関係について、著者ら（Sato & Urano, in prep.）の検討の一部を紹介する。対象は、失語症患者 54 名と統制群の健常者 27 名である。分析した課題

は、SAT40-絵の意味連合、単語聴理解 spoken word-to-picture matching、SAT40-絵の刺激絵呼称 picture naming、単語 / 非語の音韻課題（復唱と拍結合）と RCPM である。音韻課題は、佐藤ら（2007）が作成した 3～8 モーラの単語 / 非語の復唱各 6 題と 4 モーラの単語 / 非語の拍結合（1 秒間に 1 モーラの音節を平板アクセントで提示、それらを繋げてもらう課題）各 5 題を用いた。

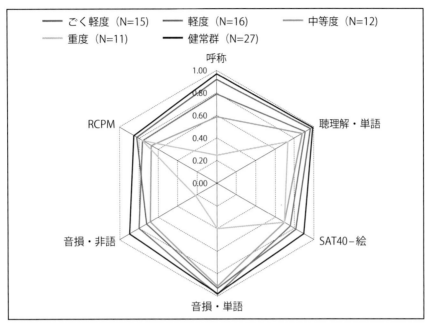

注：RCPM：レーヴン色彩マトリックス検査

図 12　　失語症患者 54 名の言語 / 認知課題におけるプロフィール（正答率）

　図 12 は、これら課題における失語症患者 54 名の重症度別正答率と健常群の正答率を示したものである（失語症の重症度分類については、p. 28 脚注 17 参照）。失語症の中核症状である呼称障害は、重症度が重いほど正答率が低くなり、その相違は際立った。単語聴理解と意味連合も失語が重いほど正答率は低かったが、聴理解が意味連合よりも正答率が高くなるパタン（聴理解＞意味連合）がみられた。しかし、両課題とも重度失語で 70% を超える正答率となり、中等度及び重度失語の意味連合は呼称よりも高い正答率であった。音韻課題成績は、単語が非語に比べ良好である（単語＞非語）語彙性効果 lexical effect が失語の重症度にかかわらず認められた。重度失語の成績低下は、単語と非語の両方において著明であったが、ごく軽度の失語も非語の音韻課題では低下がみられた。これは、非語を用いた音韻課題が音韻障害検出に鋭敏であることを示している。

　以上の結果は、「呼称は活性化した意味情報と音韻情報の相互作用に基づく機能である」と捉えるトライアングル・モデル（Seidenberg & McClelland, 1989）の考え方に立脚すると、失語症患者の呼称障害は、軽度ほど意味障害の関与が大きく、失語が重いほど音韻障害の関与が強くなると解釈できよう。

　次に、失語症患者における意味連合と言語／認知課題成績の関係を、年齢と教育年数を制御変数とした偏相関係数（表5）でみると、意味連合（SAT40−絵）と相関が高かったのはRCPMと呼称で、単語の聴理解と失語の重症度を示すWAB失語指数でも相関がみられた。呼称、単語の聴理解、音韻（復唱と拍結合）という言語課題間ではすべてに高い相関が認められ、失語指数とも強い相関を示した。健常群における意味連合と言語／認知課題成績の関係を年齢と教育年数を制御変数とした偏相関係数（表6）でみると、意味連合はRCPMと呼称と相関を示した。意味連合とRCPMとの相関は強かったが、認知機能全般の指標とされるMMSEとは相関がみられなかった。意味連合と単語の聴理解の偏相関係数は0.383（p = 0.059）と有意水準には至らないものの弱い相関があると捉えてよい結果であった。

表5　失語症患者54名における言語／認知課題成績の偏相関係数

	SAT40−絵	呼称	聴理解・単語	音韻（単語＋非語）	WAB失語指数	RCPM
SAT40−絵	1	0.478***	0.400**	0.032	0.344*	0.602***
呼称		1	0.792***	0.602***	0.853***	0.259
聴理解・単語			1	0.543***	0.696***	0.161
音韻（単語＋非語）				1	0.762***	−0.019
WAB失語指数					1	0.150
RCPM						1

*** $p < 0.001$, ** $p < 0.01$, * $p < 0.02$

注：　WAB：WAB失語症検査，　RCPM：レーヴン色彩マトリックス検査

表6　健常群における言語／認知課題成績の偏相関係数

	SAT40−絵	呼称	聴理解・単語	MMSE	RCPM
SAT40−絵	1	0.424*	0.383	−0.018	0.539***
呼称		1	0.479**	−0.179	0.187
聴理解・単語			1	0.459**	0.133
MMSE				1	−0.063
RCPM					1

*** $p < 0.001$, ** $p < 0.03$, * $p < 0.05$

注：　MMSE：Mini-Mental State Examination，　RCPM：レーヴン色彩マトリックス検査

　つまり、失語症患者と健常者の双方において意味連合はRCPM、呼称、単語の聴理解と相関関係にあった。呼称と聴理解は刺激語の意味表象の活性化を必要とする課題であるため、概念知識／意味記憶が要求される意味連合と相関するのはもっともなことである。では、RCPMと意味連合の間で相関がみられたのはなぜであろうか。RCPMは非言語的認知機能／知能の指標として扱われることが多く（たとえば、Carpenter et al., 1990）、三つのサブセット（A，Ab，B）の質的相違も指摘されているが、知覚的推論や類推による推論 perceptual or analogical reasoning を要求する課題（Smirni, 2020）と捉えるのが妥当と思われる。意味連合は、概念知識／意味記憶に基づき刺激と意味的関連のあるものを類推することを要求する課題である。したがって、RCPMと意味連合は類推機能を必要とする点で共通している。これが、意味連合がRCPMと高い相関を示した主な理由と考えられる。

　最後に、例数は少ないが自験例の AD 患者における言語 / 認知課題におけるプロフィールを示したい。病初期に顕著なエピソード記憶障害を呈する AD 患者が、呼称障害や意味機能障害を示すことは多く報告されており（たとえば、Gainotti et al., 1989; Chertkow & Bub, 1990）、AD の呼称と概念知識 / 意味記憶の関係についての検討（たとえば、Lambon Ralph et al., 1997; Reilly et al., 2011）もなされている。ここでは、脳血管障害による失語症患者 54 名に用いた言語 / 認知課題を AD 5 例に実施した結果を示し、鑑別診断の観点から論じる。そして、意味連合検査を神経心理学的評価の一つとして実施することが臨床的にいかに有用で重要であるかを指摘する。

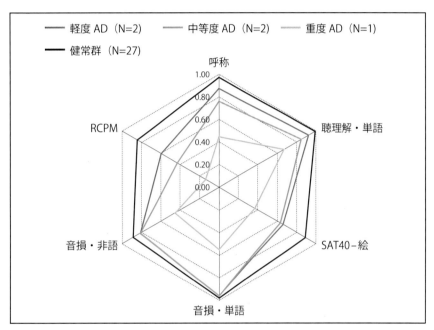

注：RCPM：レーヴン色彩マトリックス検査

図 13　Alzheimer 病患者 5 名の重症度別言語 / 認知課題におけるプロフィール（正答率）

　AD 5 例（平均年齢 83 歳, 平均教育年数 10.2 年）は全員女性で、MMSE により dementia の重症度分類をした。各症例の年齢、教育年数、MMSE 得点は次の通りである。軽度 2 例（Case 1: 81 歳, 9 年, 22; Case 2: 86 歳, 12 年, 21）、中等度 2 例（Case 3: 82 歳, 12 年, 19; Case 4: 84 歳, 12 年, 18）、重度 1 例（Case 5: 82 歳, 6 年, 9）。

　図 13 は、統制群と AD 重症度別の言語 / 認知課題正答率を示したもので、AD の結果は次のようにまとめられる。

　① AD が重いほど呼称と RCPM の正答率が並行して低下し、重症度による相違が顕著であった。

　②軽度 AD でも意味連合の正答率は 70 ％以下であり、重度 AD の正答率は非常に低かった。このため、単語の聴理解だけでなく呼称が意味連合よりも良好なるパタン「聴理解＞意味連合」「呼称＞意味連合」がみられた。

　③軽度 / 中等度 AD の音韻機能は良好であったが、重度 AD では非語を用いた音韻課題だけでなく単語を用いた音韻課題成績も非常に低かった。

　①は、「失語の重症度に従い呼称正答率は低下したが、RCPM 成績は比較的良好であった」失語症患者の結果とは異なる。分析対象とした失語症患者 54 名（p. 27 参照）の 83% は右利き左半球損傷の脳血管障害による失語症 stroke aphasia で、主に言語機能障害が引き起こされる。一方、両大脳半球の脳萎縮による AD 患者の場合は言語機能と非言語的認知機能の両方の障害がもたらされることが、この相違の背景にあると考えられる。

　②③は、AD の意味機能低下は著明であるが、軽度 / 中等度 AD の音韻機能は比較的保たれていることを示しており、脳血管障害による失語症との相違が指摘できよう。ただし、重度 AD では意味 / 音韻機能ともに重篤に障害されている症例が存在することが示唆される。

　以上、失語症患者と AD 患者の「意味連合」成績を含む言語 / 非言語的認知機能プロフィールの相違に関する検討から指摘できることは、意味連合課題で測定できる意味機能の状態を把握することの重要性である。事実、失語症患者と AD 患者だけでなく、病初期に失語症が主な臨床症状となる原発性進行性失語 Primary Progressive Aphasia（以下、PPA）と呼ばれる神経変性疾患の場合、PPA3 タイプ（nonfluent/agrammatic variant PPA: nfvPPA, semantic variant PPA: svPPA, logopenic variant PPA: lvPPA）[18] の鑑別診断には意味機能の評価が必須となっている（Gorno-Tempini et al., 2011）。このため、意味連合検査 PPT を組み入れた言語機能検査が PPA 鑑別に有効かどうかを検討した研究（Savage et al., 2013）や、PPT と同じ形式の意味連合課題を評価項目に含む、PPA の鑑別診断を目的とした言語機能評価検査（Patel et al., 2020）が登場している。

　こうした状況を踏まえると、「意味連合検査 SAT」を神経心理学的検査の一つとして取り入れることが非常に重要であることは、論をまたないであろう。そして SAT は PPA の鑑別だけでなく、失語症臨床において有用性が高いことを強調したい。なぜなら前節 6.2（pp. 31–33）で実証したように、SAT は失語症患者の意味機能の回復を検出することができ、それが呼称障害の改善にどう関与するかの検討を可能にするからである。これは、失語症の言語セラピーをデザインする上で不可欠な考察である。つまり SAT は、脳血管障害による失語症 stroke aphasia、AD、PPA など脳損傷患者の言語機能評価および言語セラピーのための精査として意義をもつ検査である。

　さらに、SAT は意味関係の二つのタイプ（範疇的関係、文脈的関係）で課題構成されているため、概念知識 / 意味記憶の脳基盤や障害のされ方の相違などを検討するための評価法としても使用可能であり、研究的有用性を提供する検査であることも指摘しておきたい。

18　本邦では PPA3 タイプを、① 非流暢型進行性失語（Non-Fluent Progressive Aphasia: NFPA）、あるいは進行性非流暢性失語（Progressive Non-Fluent Aphasia: PNFA）、② 意味性認知症（Semantic Dementia: SD）、③ ロゴペニック型進行性失語（Logopenic Progressive Aphasia：LPA）と呼ぶことが多い（たとえば、吉野, 2011）。①②③は、それぞれ nfvPPA、svPPA、lvPPA に相当する。

7. 本検査の普及版

7.1 意味連合検査・普及版作成の背景

　本検査は、SAT–絵とSAT–文字の二つの下位検査各38課題で構成されているが、日常の臨床場面でより簡便に使用でき、検査を受ける脳損傷患者の方々の負担を最小限にするには、課題数を最小限にした検査を用意しておくことが望ましいと思われる。

　一方、本検査の刺激とターゲットの意味的関係は、日本文化に根差したものが含まれている。日本社会の変容のために、被験者となる脳損傷患者の方々の母語が日本語ではない場合や、日本文化に親しんでいない場合も予想される。また、私たちの概念知識／意味記憶は、随時更新され文化・社会状況の変化の影響を受けるため、著者の概念知識／意味記憶に基づいて構成したSATの「意味の関係性」の幾つかが理解されにくい教育／文化・社会状況が、将来生じる可能性も否定できない。こうした概念知識／意味記憶に関わる問題を回避するには、刺激とターゲットの意味的関係が日本文化に根差した課題をはずしたSAT cross-cultural versionとも呼ぶべき検査を作成しておく必要があると考える。

　これらの理由により、SAT普及版を作成することとした。

7.2 意味連合検査・普及版の刺激語

　意味連合検査・普及版の下位検査の課題数は20で、範疇的関係と文脈的関係がそれぞれ10課題からなる。普及版の検査刺激語は、〈資料1-1〉の「普及版」という項目と図14普及版「SAT20–絵・記録用紙」（p. 42）を参照されたい。なお普及版の絵刺激と文字単語刺激は、「SAT20–絵」と「SAT20–文字」と呼ぶこととする。

　普及版作成にあたっては、日本文化に根差した関係性による課題（例：「狸–狐」）、日本文化に根差した「もの」を刺激に用いた課題（例：「そろばん–電卓」）や、文化の影響を受けやすい食習慣に関する課題（例：「レモン–紅茶」）などを除外した後、健常者の正答率に鑑み二つの「意味の関係性」タイプの課題数が同数となるように調整した。この処理は、SAT–絵を用いて実施し「SAT20–絵」を作成した。それを基に、「SAT20–絵」に対応した文字刺激で「SAT20–文字」を作成した。

　ここで留意されたいのは、普及版であっても妨害刺激は日本文化に固有のものが含まれることである。これは、SATが日本語話者のための検査として開発されたためである、と同時に概念知識／意味記憶の基礎となる「もの」それ自体が文化の中で生まれたものという本来備わっている性質のためである。ただし、刺激とターゲットの関係が文化を超えて理解されるならば（例：「鍋–フライパン」）、異文化のために妨害刺激の意味理解が不十分であっても（例：「鍋–フライパン」の妨害刺激は、「とっくり、割りばし、升」）、ターゲットを選択することは可能であることを指摘しておきたい。

　普及版の刺激語は、「自然物」の意味カテゴリーに属する名詞10語（四足の動物5語, 鳥類4語, 果物1語）と「人工物」の意味カテゴリーに属する10語（地上の乗り物4語, 台所用品4語, 事

務用品2語）からなる。「自然物」10語と「人工物」10語で単語属性に相違はなかった（自然物と人工物に属する単語間の属性値の差についてのt-test両側検定：音声文字単語親密度 p = 0.60, 音声単語親密度 p = 0.98, 文字単語親密度 p = 0.61, 頻度 p = 0.79, 音声単語心像性 p = 0.33, 文字単語心像性 p = 0.55, 意味の典型性 p = 0.67, 獲得年齢 p = 0.23, 語長 p = 0.86, 表記妥当性 p = 0.24）。

表7　SAT普及版・刺激語の「意味の関係性」タイプ別単語属性

		範疇的関係（N =10）	文脈的関係（N=10）
音声文字単語親密度			
	平均	5.88	6.20
	範囲	5.34–6.50	5.88–6.53
	標準偏差	0.32	0.22
音声単語親密度			
	平均	5.94	6.09
	範囲	5.50–6.31	5.91–6.41
	標準偏差	0.22	0.24
文字単語親密度			
	平均	5.85	6.17
	範囲	5.00–6.34	5.91–6.41
	標準偏差	0.35	0.17
頻度			
	平均	2.70	2.74
	範囲	2.13–3.47	2.35–3.38
	標準偏差	0.38	0.32
音声単語心象性			
	平均	6.03	6.25
	範囲	5.19–6.45	5.58–6.81
	標準偏差	0.36	0.34
文字単語心象性			
	平均	5.75	6.25
	範囲	4.97–6.49	5.40–6.86
	標準偏差	0.51	0.44
意味の典型性			
	平均	3.81	4.10
	範囲	2.63–4.63	3.08–4.73
	標準偏差	0.71	0.54
獲得年齢			
	平均	1.50	1.70
	範囲	1–4	1–5
	標準偏差	0.92	1.19
語長（モーラ）			
	平均	3.30	3.50
	範囲	2–5	2–6
	標準偏差	0.98	1.28
表記妥当性			
	平均	4.57	4.75
	範囲	4.05–5	3.60–5
	標準偏差	0.37	0.42

注：獲得年齢は、「新教育基本語彙」（阪本, 1984）でA1, A2, B1, B2, B3と分類されたものに1～5の数量を当てはめて統計値を算出した。頻度は対数変換（log10）した数値を用いた。

　表 7 は、SAT 普及版の刺激語の単語属性を、ターゲットとの「意味の関係性」タイプ別にみたものである。「範疇的関係」の刺激語（「自然物」に属する 4 語と「人工物」に属する 6 語）と「文脈的関係」の刺激語（「自然物」に属する 6 語と「人工物」に属する 4 語）の単語属性のうち、音声文字単語親密度（p<0.03）と文字単語親密度（p<0.03）文字単語心像性（p<0.04）は、「文脈的関係」＞「範疇的関係」となったが、他の単語属性で相違はみられなかった（範疇的関係）と「文脈的関係」の刺激語間の属性値の差についての t-test 両側検定：音声単語親密度 p = 0.19, 音声単語心像性 p = 0.19, 頻度 p = 0.79, 意味の典型性 p = 0.35, 獲得年齢 p = 0.69, 語長 p = 0.58, 表記妥当性 p = 0.36）。ターゲットの単語属性は、「意味の関連性」タイプ別で親密度、頻度、心像性、語長に相違はなかった（t-test 両側検定 p＞0.1）。

　範疇的関係と文脈的関係の各 10 課題におけるターゲットと妨害刺激の意味的類似性（p. 17 脚注 12 参照）の平均値（範囲, SD）は、それぞれ 0.395（0.278〜0.584, 0.105）と 0.425（0.232〜0.581, 0.115）で、「意味の関係性」タイプ別による相違はなかった（t-test 両側検定 p = 0.54）。

　SAT 普及版の実施方法及び採点 / 評価方法は、本検査の手続き（p. 19 参照）に準ずる。教示は、刺激絵 / 刺激単語を指さして「これと一番関係があるものは、下の四つの内のどれでしょう。一つ選んで指さしてください」と教示する。普及版「SAT20-絵」と「SAT20-文字」を両方実施する場合、「SAT20-絵」を先に実施し、「SAT20-文字」の実施は 1 週間程度の間隔をあけることが望ましい。普及版の例題は、本検査と同じもので順番を変えてある。「文脈的関係」の例題 1 と「範疇的関係」の例題 2 で、被験者が教示を理解したと判断できた場合、例題 3 と例題 4 を省略しても差し支えない。課題試行の制限時間は設けないが、無答が 5 課題連続した場合、本検査が被験者に不適切であったと判断し検査を中止する。

意味連合検査・普及版：SAT20-絵　記録用紙

被験者氏名：　　　　　　　　　　　　実施年月日：　　　年　　　月　　　日

例題	刺激語	Target	AC 範疇	AC 文脈	Distractor 1	Distractor 2	Distractor 3
1	本	目			耳	足	鼻
2	太鼓	木琴			トランペット	ハーモニカ	ギター
3	寿司	魚			白菜	肉	大根
4	菊	キキョウ			桜	あやめ	朝顔

SQ	刺激語	Target	AC 範疇	AC 文脈	Distractor 1	Distractor 2	Distractor 3	DK/NR
1	豚	ハム			豆腐	竹輪	かまぼこ	
2	物差し	巻き尺			セロテープ	画鋲	分度器	
3	猿	ゴリラ			コアラ	猫	熊	
4	まな板	鰹			イルカ	メダカ	金魚	
5	オウム	インコ			雀	カラス	キツツキ	
6	ラクダ	砂漠			火山	畑	湖	
7	三輪車	自転車			タクシー	スクーター	自動車	
8	白鳥	燕			フクロウ	鶏	孔雀	
9	馬車	トナカイ			カバ	山羊	豹	
10	オートバイ	ヘルメット			麦わら帽子	兜	野球帽	
11	絵の具	パレット			クリップ	スポイト	消しゴム	
12	かもめ	海			水田	池	滝	
13	鍋	フライパン			とっくり	割りばし	升	
14	汽車	バス			トラック	パトカー	ダンプカー	
15	パイナップル	ジュース			ワイン	酒	ビール	
16	猪	うさぎ			パンダ	カンガルー	キリン	
17	ペンギン	氷山			崖	林	谷	
18	やかん	ポット			擂り鉢	箸	電気釜	
19	象	ピエロ			漫才	バレエ	歌手	
20	スプーン	カレーライス			そば	スパゲティ	うどん	

計				
正答数	/20	（範疇	/10，	文脈　　/10）
正答率	％	（範疇	％，	文脈　　％）

基準値 17〜20
健常者 312名の平均得点：18.60（SD 1.14）
「範疇」基準値 7〜10
「文脈」基準値 9〜10

図 14　普及版 SAT20-絵・記録用紙

7.3 意味連合検査・普及版の評価基準と精度

　SAT 普及版の評価の基準範囲は、SAT 同様 18〜99 歳の健常者 312 名の得点分布を基に決定した。20 課題からなる SAT 普及版の健常者成績の平均値（範囲, SD）は、SAT20–絵で 18.60（15〜20, SD 1.14）、SAT20–文字で 18.71 (13〜20, SD 1.13) となった。95% の基準値範囲として下側 5% を範囲外とすると、SAT20–絵 SAT20–文字とも 17〜20 が基準範囲となった。この基準値を目安に「意味機能障害」の有無を判断するのが妥当と思われる。

　「意味の関係性」タイプ別の評価基準範囲も、18〜99 歳の健常者 312 名の得点分布を基に設定した。それぞれ 10 課題からなる「範疇的関係」「文脈的関係」の健常者成績の平均値（範囲, SD）は、SAT20–絵で「範疇的関係」8.80（6〜10, SD 1.01）「文脈的関係」9.80（8〜10, SD 0.42）、SAT20–文字で「範疇的関係」8.85（5〜10, SD 0.99）「文脈的関係」9.87（7〜10, SD 0.43）となった。95% の基準値範囲として下側 5% を範囲外とすると、SAT20–絵 SAT20–文字とも「範疇的関係」7〜10「文脈的関係」9〜10 が基準範囲となった。これらの基準値が、「意味の関係性」タイプ別の評価の目安となる。

　最後に、意味連合検査 SAT と SAT 普及版の精度について、前述の失語症患者 54 名（p. 27 参照）と健常者 312 名を対象に検討した結果に言及する。

　図 15 は、SAT–絵 / 文字と普及版 SAT20–絵 / 文字の ROC 曲線（p. 25 脚注 16 参照）で、縦軸 TPF: true positive fraction（真陽性比）は感度を示し、横軸 FPF: false positive fraction（偽陽性比）は特異度を示している。SAT–絵 / 文字の ROC 曲線下の面積（AUC）はそれぞれ 0.89 と 0.90 で、感度は 0.74 と 0.78、特異度は 0.09 と 0.13 であった。SAT20–絵 / 文字の AUC はそれぞれ 0.86 と 0.85 で、感度は 0.78 と 0.70、特異度は 0.18 と 0.13 となった。この結果は、普及版 SAT20 の精度が、意味連合検査 SAT と比べても遜色のないことを示している。

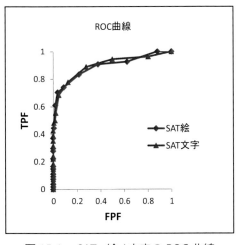

図 15-1　SAT–絵 / 文字の ROC 曲線

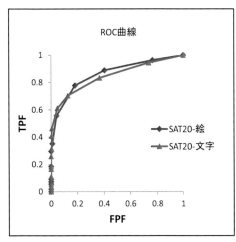

図 15-2 普及版 SAT20–絵 / 文字の ROC 曲線

〈付記1〉　健常者調査および本検査の失語症患者と AD 患者への実施と結果公表については、被験者 / 被験者家族の同意を得ており、著者が勤務する浴風会病院倫理審査委員会の承認を受けた。

なお、失語症患者のデータ収集にご協力いただいた浦野雅世氏（横浜市立脳卒中・神経脊椎センター）、山﨑勝也氏（済生会東神奈川リハビリテーション病院）、石樽なつみ氏（新戸塚病院）が所属する各病院の倫理審査委員会の承認も得ている。

〈付記2〉　統計分析には、IBM SPSS Statistics ver.19 とエクセル統計 ver.1.16 を用いた。

文献

Adlam, A-L. R., Patterson, K., Rogers, T.T., Nestor, P.J., Salmond, C.H., Acosta-Cabronero, J., & Hodges, J.R. (2006). Semantic dementia and fluent primary progressive aphasia: Two sides of the same coin? *Brain, 129,* 3066–3080.

Adlam, A-L. R., Patterson, K., Bozeat, S., & Hodges, J.R. (2010). The Cambridge Semantic Memory Test Battery: Detection of semantic deficits in semantic dementia and Alzheimer's disease. *Neurocase, 16,* 193–207.

Allport, D.A. (1985). Distributed memory, modular systems and dysphasia. In S.K. Newman & R. Epstein (Eds.) *Current perspectives in dysphasia (*pp.32–60*).* Edinburgh: Churchill Livingstone.

天野成昭, 近藤公久 （1999）. NTT データベースシリーズ「日本語の語彙特性」第 1 巻 単語親密度. 東京： 三省堂.

天野成昭, 近藤公久 （2000）. NTT データベースシリーズ「日本語の語彙特性」第 7 巻 頻度. 東京：三省堂.

Bak, T.H., & Hodges, J.R. (2003). Kissing and dancing –A test to distinguish the lexical and conceptual contributions to noun/verb and action/object dissociation. Preliminary results in patients with frontotemporal dementia. *Journal of Neurolinguistics, 16,*169–181.

Binder, J.R., Desai, R.H., Graves, W.W., & Conant, L.L. (2009). Where is the semantic system? A critical review and meta-analysis of 120 functional neuroimaging studies. *Cerebral Cortex, 19,* 2767–2796.

Binder, J.R., & Desai, R.H. (2011). The neurobiology of semantic memory. *Trends in Cognitive Sciences, 15,* 527–536.

Bozeat, S., Lambon Ralph, M.A., Patterson, K., Garrard, P., & Hodges, J.R. (2000). Non-verbal semantic impairment in semantic dementia. *Neuropsychologia, 38,* 1207–1215.

Breining, B.L., Lala, T., Cuitiño, M.M., Manes, F., Peristeri, E., Tsapkini, K., Faria, A.V., & Hillis, A.E. (2015). A brief assessment of object semantics in primary progressive aphasia. *Aphasiology, 29,* 488–505.

Butler, C.R., Brambati, S.M., Miller, B.L., & Gorno-Tempini, M.L. (2009). The neural correlates of verbal and nonverbal semantic processing deficits in neurodegenerative disease. *Cognitive and Behavioral Neurology, 22,* 73–80.

Butterworth, B., Howard, D., & McLoughlin, P. (1984). The semantic deficit in aphasia: The relationship between semantic errors in auditory comprehension and picture naming. *Neuropsychologia, 22,* 409–426.

Callahan, B.L., Macoir, J., Hudon, C., Bier, N., Chouinard, N., Cossette-Harvey, M., Daigle, N., Fradette, C., Gagnon, L., & Potvin, O. (2010). Normative data for the Pyramids and Palm Trees test in the Quebec-French population. *Archives of Clinical Neuropsychology, 25,* 212–217.

Capitani, E., Laiacona, M., Mahon, B., & Caramazza, A. (2003). What are the facts of semantic category-specific deficits? A critical review of the clinical evidence. *Cognitive Neuropsychology, 20,* 213–261.

Cappelletti, M., Butterworth, B., & Kopelman, M. (2001). Spared numerical abilities in a case of semantic dementia. *Neuropsychologia 39,* 1224–1239.

Caputi, N., Giacomo, D.D., Aloisio, F., & Passafiume, D. (2016). Deterioration of semantic associative relationships in mild cognitive impairment and Alzheimer disease, *Applied Neuropsychology: Adult, 23,* 186–195.

Caramazza, A., Hillis, A.E., Rapp, B.C., & Romani, C. (1990). The multiple semantics hypothesis: Multiple confusions? *Cognitive Neuropsychology, 7,* 161–189.

Carpenter, P.A., Just, M.A., & Shell, P. (1990). What one intelligence test measures: A theoretical account of the processing in the Raven Progressive Matrices Test. *Psychological Review, 97,* 404–431.

Chertkow, H., & Bub, D. (1990). Semantic memory loss in dementia of Alzheimer's type. What do various measures measure? *Brain, 113,* 397–417.

46

Chiou, R., & Lambon Ralph, M.A. (2019). Unveiling the dynamic interplay between the hub- and spoke-components of the brain's semantic system and its impact on human behaviour. *NeuroImage, 199,* 114–126.

Chou, T.L., Wong, C.H., Chen, S.Y., Fan, L.Y., & Booth, J.R. (2019). Developmental changes of association strength and categorical relatedness on semantic processing in the brain. *Brain and Language, 189,* 10–19.

Coccia, M., Bartolini, M., Luzzi, S., Provinciali, L., & Lambon Ralph, M.A. (2004). Semantic memory is an amodal, dynamic system: Evidence from the interaction of naming and object use in semantic dementia. *Cognitive Neuropsychology, 21,* 513–527.

エスコアール（1992). 絵カード 2001. 千葉：エスコアール.

Folstein, M.F., Folstein, S.E., & McHugh, P.R. (1975). "Mini-mental state". A practical method for grading the cognitive state of patients for the clinician. *Journal of Psychiatric Research, 12,* 189–198. ［日本語版：森悦朗, 三谷洋子, 山鳥重（1985). 神経疾患患者における日本語版 Mini-Mental State テストの有用性. 神経心理学, *1,* 82–90.］

Gainotti, G., Nocentini, U., Daniele, A., & Silveri, M.C. (1989). The nature of lexical-semantic impairment in Alzheimer's disease. *Journal of Neurolinguistics, 4,* 449–460.

Gamboz, N., Coluccia, E., Iavarone, A., & Brandimonte, M.A. (2009). Normative data for the Pyramids and Palm Trees test in the elderly Italian population. *Neurological Sciences, 30,* 453–458.

Geller, J., Landrigan, J.F., & Mirman, D. (2019). A Pupillometric examination of cognitive control in taxonomic and thematic memory. *Journal of Cognition, 2,* 6.

Gorno-Tempini, M.L., Hillis, A.E., Weintraub, S., Kertesz, A., Mendez, M., Cappa, S.F., Ogar, J.M., Rohrer, J.D., Black, S., Boeve, B.F., Manes, F., Dronkers, N.F., Vandenberghe, R., Rascovsky, K., Patterson, K., Miller, B.L., Knopman, D.S., Hodges, J.R., Mesulam, M.M., & Grossman, M. (2011). Classification of primary progressive aphasia and its variants. *Neurology, 76,* 1006–1014.

Gudayol-Ferré, E., Lara, J.P., Herrera-Guzman, I., Böhm, P., Rodés, E., Ansaldo, A.I., & Peña-Casanova, J. (2008). Semantic memory as assessed by the Pyramids and Palm Trees test: The impact of sociodemographic factors in a Spanish-speaking population. *Journal of International Neuropsychological Society, 14,* 148–151.

Guo, C. C., Gorno-Tempini, M. L., Gesierich, B., Henry, M., Trujillo, A., Shany-Ur, T., Jovicich, J., Robinson, S.D., Kramer, J.H., Rankin, K.P., Miller, B.L., & Seeley, W.W. (2013). Anterior temporal lobe degeneration produces widespread network-driven dysfunction. *Brain, 136,* 2979–2991.

Guo, Q., He, C., Wen, X., Song, L., Han, Z., & Bi, Y. (2014). Adapting the Pyramids and Palm Trees test and the Kissing and Dancing test and developing other semantic tests for the Chinese population. *Applied Psycholinguistics, 35,* 1001–1019.

Hodges, J.R., Graham, N., & Patterson, K. (1995). Charting the progression in semantic dementia: Implications for the organization of semantic memory. *Memory, 3,* 463–495.

Hoffman, P., Jones, R.W., & Lambon Ralph, M.A. (2013). Be concrete to be comprehended: Consistent imageability effects in semantic dementia for nouns, verbs, synonyms and associates. *Cortex, 49,* 1206–1218.

Hoffman, P., McClelland, J.L., & Lambon Ralph, M.A. (2018). Concepts, control, and context: A connectionist account of normal and disordered semantic cognition. *Psychological Review, 125,* 293–328.

Howard, D., Best, W., Bruce, C., & Gatehouse, C. (1995). Operativity and animacy effects in aphasic naming. *European Journal of Disorders of Communication, 30,* 286–302.

Howard, D., & Patterson, K. (1992). *The Pyramids and Palm Trees: A test of semantic access from pictures and words.* Bury St. Edmunds, UK: Thames Valley Test Company.

Humphreys, G.W., & Riddoch, M.J. (1988). On the case for multiple semantic systems: A reply to Shallice. *Cognitive Neuropsychology, 5,* 143–150.

Imai, M., Saalbach, H., & Stern, E. (2010). Are Chinese and German children taxonomic, thematic, or shape biased? Influence of classifiers and cultural contexts. *Frontiesrs in Psychology 1,* Article194.

Jackson, R.L. (2021). The neural correlates of semantic control revisited. *NeuroImage, 224,* 117444.

Jackson, R.L., Hoffman, P., Pobric, G., & Lambon Ralph, M.A. (2015). The nature and neural correlates of semantic association versus conceptual similarity. *Cerebral Cortex 25,* 4319–4333.

Jackson, R.L., Rogers, T.T., & Lambon Ralph, M.A. (2021). Reverse-Engineering the cortical architecture for controlled semantic cognition, *Nature Human Behaviour,* 5, 774-786.

Jefferies, E., (2013). The neural basis of semantic cognition: Converging evidence from neuropsychology, neuroimaging and TMS. *Cortex 49,* 611–625.

Jefferies, E., & Lambon Ralph, M.A. (2006). Semantic impairment in stroke aphasia versus semantic dementia: A case-series comparison. *Brain, 129,* 2132–2147.

Kalénine, S., Peyrin, C., Pichat, C., Segebarth,C., Bonthoux, F., & Baciu, M. (2009). The sensory-motor specificity of taxonomic and thematic conceptual relations: A behavioral and fMRI study. *NeuroImage, 44,* 1152–1162.

加藤伸司, 下垣光, 小野寺敦志, 植田宏樹, 老川賢三, 池田一彦, 小坂敦二, 今井幸充, 長谷川和夫（1991）. 改訂長谷川式簡易知能評価スケール（HDS-R）の作成. 老年精神医学雑誌 *2,* 1339–1347.

Kertesz, A.(1982). *The Western Aphasia Battery.* New York: Grune & Stratton.［WAB 失語症検査（日本語版）作製委員会・代表：杉下守弘（1986）. WAB 失語症検査 日本語版. 東京：医学書院.］

Kiefer, M., & Pulvermüller, F. (2012). Conceptual representations in mind and brain: Theoretical developments, current evidence and future directions. *Cortex, 48,* 805–825.

Kirk, S.A., McCarthy, J.J., & Kirk, W.D. (1968). *Illinois test of psycholinguistic abilities: ITPA.* Urbana: University of Illinois Press.［日本語版：三木安正, 田口恒夫, 上野一彦, 越智啓子（1987）. ITPA 言語学習能力診断検査（9 版）. 東京：日本文化科学社.］

Klein, L.A., & Buchanan, J.A. (2009). Psychometric properties of the Pyramids and Palm Trees test. *Journal of Clinical and Experimental Neuropsychology, 31,* 803–808.

Lambon Ralph, M.A., Howard, D., Nightingale, G., & Ellis, A.W. (1998). Are living and non-living category-specific deficits causally linked to impaired perceptual or associative knowledge? Evidence from a category-specific double dissociation. *Neurocase, 4,* 311–338.

Lambon Ralph, M.A., Jefferies, E., Patterson, K., & Rogers, T.T. (2017). The neural and computational bases of semantic cognition. *Nature Reviews Neuroscience, 18,* 42–55.

Lambon Ralph, M.A., Moriarty, L., & Sage, K. (2002). Anomia is simply a reflection of semantic and phonological impairments: Evidence from a case-series study. *Aphasiology, 16,* 56–82.

Lambon Ralph, M.A., & Patterson, K. (2008). Generalization and differentiation in semantic memory: Insights from semantic dementia. *Annals of the New York Academy of sciences, 1124,* 61–76.

Lambon Ralph, M.A., Patterson, K., & Hodges, J.R. (1997). The relationship between naming and semantic knowledge for different categories in dementia of Alzheimer's type. *Neuropsychologia, 35,* 1251–1260.

Lambon Ralph, M.A., Sage, K., Jones, R.W., & Mayberry, E.J. (2010). Coherent Concepts are computed in the anterior temporal lobes. *Proceedings of the National Academy of Sciences of the United States of America, 107,* 2717–2722.

Levelt, W.J.M. (1989). *Speaking: From intention to articulation.* Cambridge, MA: MIT Press.

Lin, E.L., & Murphy, G.L. (2001). Thematic relations in adults' concepts. *Journal of Experimental Psychology General, 130*, 3–28.

Martin, A., & Caramazza, A. (2003). Neuropsychological and neuroimaging perspectives on conceptual knowledge: An introduction. *Cognitive Neuropsychology, 20*, 195–212.

Mehri, A., Mousavi, S. Z., Kamali, M., & Maroufizadeh, S. (2018). Normative data for the Pyramids and Palm Trees test in literate Persian adults. *Iranian Journal of Neurology, 17*, 18–23.

Mikolov, T., Chen, K., Corrado, G., & Dean, J. (2013). Efficient estimation of word representations in vector space (arXiv: 1301.3781).

Mirman, D., & Graziano, K.M. (2012). Damage to temporo-parietal cortex decreases incidental activation of thematic relations during spoken word comprehension. *Neuropsychologia, 50*, 1990–1997.

Morrow, L.I., & Duffy, M.F. (2005). The representation of ontological category concepts as affected by healthy aging: Normative data and theoretical implications. *Behavior Research methods, 37*, 608–625.

Noonan, K.A., Jefferies, E., Corbett, F., & Lambon Ralph, M.A. (2010). Elucidating the nature of deregulated semantic cognition in semantic aphasia: Evidence for the roles of prefrontal and temporo-parietal cortices. *Journal of Cognitive Neuroscience. 22*, 1597–1613.

Noonan, K.A., Jefferies, E., Visser, M., & Lambon Ralph, M.A. (2013). Going beyond inferior prefrontal involvement in semantic control: Evidence for the additional contribution of dorsal angular gyrus and posterior middle temporal cortex. *Journal of Cognitive Neuroscience, 25*, 1824–1850.

Paivio, A. (1991). Dual coding theory: Retrospect and current status. *Canadian Journal of Psychology, 45*, 255–287.

Patel, N., Peterson, K.A., Lambon Ralph, M.A., Rowe, J., Patterson, K., Cappa, S.F, Ingram, R., & Garrard, P. (2020). The Mini Linguistic State Examination (MLSE): A standardised tool to classify and monitor primary progressive aphasia: Neuropsychology/early detection of cognitive decline with neuropsychological tests. *Alzheimer's & Dementia, 16 (Suppl. 6)*: e040853.

Patterson, K. (2007). The reign of typicality in semantic memory. *Philosophical Transactions of the Royal Society B, 362*, 813–821.

Patterson, K., Nestor, P.J., & Rogers, T.T. (2007). Where do you know what you know? The representation of semantic knowledge in the human brain. *Nature Review Neuroscience, 8*, 976–987.

Patterson, K., Suzuki, T., Wydell, T., & Sasanuma, S. (1995). Progressive aphasia and surface alexia in Japanese. *Neurocase, 1*, 155–165.

Plaut, D.C. (2002). Graded modality-specific specialization in semantics: A computational account of optic aphasia. *Cognitive Neuropsychology, 19*, 603–639.

Raven, J.C. (1962). Coloured Progressive Matrices: Set A, Ab and B. London: Lewis. [杉下守弘, 山崎久美子 (1993). 日本版レーヴン色彩マトリックス検査 手引. 東京：日本文化科学社. : 原著　Raven, J.C., Court, J.H., & Raven, J. (1976). *Manual for the Raven's Coloured Progressive Matrices.* London: H.K. Lewis.]

Reilly, J., Peelle, J.E., Antonucci, S.M., & Grossman, M. (2011). Anomia as a marker of distinct semantic memory impairments in Alzheimer's disease and semantic dementia. *Neuropsychology, 25*, 413–426.

Rice, G.E., Hoffman, P., & Lambon Ralph, M.A. (2015a). Graded specialization within and between the anterior temporal lobes. *Annals of the New York Academy of Sciences, 1359*, 84–97.

Rice, G.E., Lambon Ralph, M.A., & Hoffman, P. (2015b). The roles of left versus right anterior temporal lobes in conceptual knowledge: An ALE meta-analysis of 97 functional neuroimaging studies. *Cerebral Cortex, 25*, 4374–4391.

Riddoch, M.J., Humphreys, G.W., Coltheart, M., & Funnnel, E. (1988). Semantic systems or system? Neuropsychological evidence re-examined. *Cognitive Neuropsychology, 5,* 3–25.

Rogers, T.T., Lambon Ralph, M.A., Garrard, P., Bozeat,S., McClelland, J.L., Hodges,J.R., & Patterson, K. (2004). Structure and deterioration of semantic memory: A neuropsychological and computational investigation. *Psychological Review, 111,* 205–235.

Rogers, T.T., Patterson, K., Jefferies, E., & Lambon Ralph, M.A. (2015). Disorders of representation and control in semantic cognition: Effects of familiarity, typicality, and specificity. *Neuropsychologia. 76,* 220–239.

Sachs, O., Weis, S., Krings, T., Huber, W., & Kircher, T. (2008). Categorical and thematic knowledge representation in the brain: Neural correlates of taxonomic and thematic conceptual relations. *Neuropsychologia, 46,* 409–418.

阪本一郎（1984）. 新教育基本語彙. 東京：学芸図書.

佐久間尚子, 伊集院睦雄, 伏見貴夫, 辰巳格, 田中正之, 天野成昭, 近藤公久（2005）. NTT データベースシリーズ「日本語の語彙特性」第 8 巻 単語心像性. 東京：三省堂.

Sato, H. (1996). Semantic dementia in Japanese: Primary loss of connections for the meaning of words. Unpublished MSc Thesis, University of London.

Sato, H. (2007). Acquired dyslexia in Japanese: Implications for reading theory. Unpublished PhD Thesis, University of London.

佐藤ひとみ(2013). 健常成人の呼称機能－年齢・性・単語属性の影響と誤反応パターンの検討. 高次脳機能研究, *33,* 364–373.

佐藤ひとみ（2015）. 意味機能の評価：健常高齢者と大学生を用いた検討. 第 39 回日本神経心理学会学術集会抄録. 札幌.

佐藤ひとみ（2017）. 物品と動作の呼称検査　An Object & Action Naming Test －その背景・特色と呼称セラピーのための評価－. 千葉：エスコアール.

佐藤ひとみ, 浅川伸一(2010).「意味の典型性」データベースの構築. 第 13 回認知神経心理学研究会抄録. 東京.

佐藤ひとみ, 石坂郁代（2015）. 小学生の意味機能：意味連合課題を用いた検討. 第 39 回日本高次脳機能障害学会学術集会抄録. 東京.

Sato, H., & Ishizaka, I. (in preparation). Taxonomic and thematic semantic memory in healthy population (6 to 99-year-old): Behavioural profiles of the pictorial semantic association test.

佐藤ひとみ, 岩村友莉, 浅川伸一（2013）. どのように呼称障害は回復するのか？－トライアングル・モデルの枠組みを用いた失名辞の実験的研究－. 神経心理学, *29,* 143–156.

Sato, H., Patterson, K., Fushimi, T., Maxim, J., & Bryan, K. (2008). Deep dyslexia for kanji and phonological dyslexia for kana: Different manifestations from a common source. *Neurocase, 14,* 508–524.

佐藤ひとみ, 浦野雅世, 伏見貴夫（2007）. 失語症患者における音韻障害と意味障害. 第 10 回認知神経心理学研究会抄録. 倉敷.

佐藤ひとみ, 浦野雅世（2020）. 意味連合検査 SAT の臨床的有用性に関する検討. 第 44 回日本高次脳機能障害学会学術集会抄録. Web 開催.

Sato, H., & Urano, M. (in preparation). Taxonomic and thematic semantic knowledge and single-word processing in stroke aphasia.

佐藤ひとみ, 山﨑菜奈, 深谷梨絵（2018）. 日本語話者のための意味連合検査：妥当性の検討. 第 42 回日本神経心理学会学術集会抄録. 山形.

佐藤ひとみ, 山﨑菜奈, 永沢梨絵, 大賀舜也 (2019). 意味連合検査は、脳損傷患者の意味機能評価に有効なのか？－SAT 絵 / 文字単語刺激による検討－. 第 22 回認知神経心理学研究会抄録. 東京.

Savage, S., Hsieh, S., Leslie, F., Foxe, D., Piguet, O., & Hodges, J.R. (2013). Distinguishing subtypes in primary progressive aphasia: Application of the Sydney language battery. *Dementia and Geriatric Cognitive Disorders, 35,* 208–218.

Schwartz, M.F., Kimberg, D.Y., Walker, G.M., Brecher, A., Faseyitan, O.K., Dell, G.S., Mirman, D., & Coslett, H.B. (2011). Neuroanatomical dissociation for taxonomic and thematic knowledge in the human brain. *Proceedings of the National Academy of Sciences of the United States of America, 108,* 8520–8524.

Seidenberg, M.S., & McClelland, J.L. (1989). A distributed, developmental model of word recognition and naming. *Psychological Review, 96,* 523–568.

Shallice, T. (1988a). Specialisation within the semantic system. *Cognitive Neuropsychology, 5,* 133–142.

Shallice, T. (1988b). *From neuropsychology to mental structure.* Cambridge: Cambridge University Press.

Shallice, T. (1993). Multiple semantics: Whose confusions? *Cognitive Neuropsychology, 10,* 251–261.

Smirni, D. (2020). The Raven's Coloured Progressive Matrices in healthy children: A qualitative approach. *Brain Sciences, 10,* 877.

Snowden, J.S., Goulding, P.J., & Neary, D. (1989). Semantic dementia: A form of circumscribed cerebral atrophy. *Behavioural Neurology, 2,* 167–182.

Snowden, J.S., Harris, J.M., Thompson, J.C., Kobylecki, C., Jones, M., Richardson, A.M., & Neary, D. (2018). Semantic dementia and the left and right temporal lobes. *Cortex, 107,* 188–203.

Snowden, J.S., Thompson, J.C., & Neary, D. (2012). Famous people knowledge and the right and left temporal lobes. *Behavioural Neurology, 25,* 35–44.

Teige, C., Cornelissen, P. L., Moll, G., Alam, T.R.J.G., McCarty, K., Smallwood, J., & Jefferies, E. (2019). Dissociations in semantic cognition: Oscillatory evidence for opposing effects of semantic control and type of semantic relation in anterior and posterior temporal cortex. *Cortex, 120.* 308–325.

Thompson, H.E., Davey, J., Hoffman, P., Hallam, G., Kosinski, R., Howkins, S., Wooffindin, E., Gabbitas, R., & Jefferies, E. (2017). Semantic control deficits impair understanding of thematic relationships more than object identity. *Neuropsychologia, 104,* 113–125.

Thompson, H.E., Robson, H., Lambon Ralph, M.A., & Jefferies, E. (2015). Varieties of semantic 'access' deficit in Wernicke's aphasia and semantic aphasia. *Brain, 138,* 3776–3792.

津田哲也, 中村 光, 吉畑博代, 渡辺眞澄, 坊岡峰子, 藤本憲正 (2014). 失語症者における項目間の意味的関連性を統制した非言語性意味判断課題の成績. 高次脳機能研究, *34,* 394–400.

Tyler, L.K., & Moss, H.E. (2001). Towards a distributed account of conceptual knowledge. *Trends in Cognitive Sciences, 5,* 244–252.

Visch-Brink, E.G., Denes, G., & Stronks, D. (1996). Visual and verbal semantic processing in aphasia. *Brain and Language, 55,* 130–132.

Visch-Brink, E.G., Hagelstein, M., Middelkoop, H.A.M., & Van der Cammen, T.M.J. (2004). Naming and semantic processing in Alzheimer dementia: A coherent picture? *Brain and Language, 91,* 11–12.

Visch-Brink, E.G., Stronks, D., & Denes, G. (2005). *De Semantische Associatie Test.* Amsterdam: Harcourt Test Publishers.

Visser, M., Jefferies, E., Embleton, K.,V., & Lambon Ralph, M.A. (2012). Both the middle temporal gyrus and the ventral anterior temporal area are crucial for multimodal semantic processing: Distortion-corrected fMRI evidence for a double gradient of information convergence in the temporal lobes. *Journal of Cognitive Neuroscience, 24,* 1766–1778.

Visser, M., & Lambon Ralph, M.A. (2011). Differential contributions of bilateral ventral anterior temporal lobe and left anterior superior temporal gyrus to semantic processes. *Journal of Cognitive Neuroscience, 23,* 3121–3131.

Warrington, E.K. (1975). The selective impairment of semantic memory. *Quarterly Journal of Experimental Psychology, 27,* 635–657.

Warrington, E.K., & McCarthy, R. (1983). Category specific access dysphasia. *Brain, 106,* 859–878.

Warrington, E.K., & Shallice, T. (1984). Category specific semantic impairments. *Brain, 107,* 829–854.

Wierenga, C.E., Benjamin, M., Gopinath, K., Perlstein, W.M., Leonard, C.M., Rothi, L.J., Conway, T., Cato, M.A., Briggs, R., & Crosson, B. (2008). Age-related changes in word retrieval: Role of bilateral frontal and subcortical networks. *Neurobiology of Aging, 29,* 436–451.

Woollams, A.M., Cooper-Pye, E., Hodges, J.R., & Patterson, K. (2008). Anomia: A doubly typical signature of semantic dementia. *Neuropsychologia, 46,* 2503–2514.

Woollams, A.M., & Patterson, K. (2018). Cognitive consequences of the left-right asymmetry of atrophy in semantic dementia. *Cortex, 107,* 64–77.

Wu, L-l., & Barsalou, L.W. (2009). Perceptual simulation in conceptual combination: Evidence from property generation. *Acta Psychologica, 132,* 173–189.

Yee, E., & Thompson-Schill, S.L. (2016). Putting concepts into context. *Psychonomic Bulletin & Review, 23,* 1015–1027.

吉野眞理子 (2011). "Logopenic" 型原発性進行性失語. *Brain & Nerve, 63,* 1057–1067.

添付資料

資料1-1　SAT刺激語の単語属性

ID	絵SQ	文字SQ	普及版	刺激語	読み	自然物 vs.人工物	意味カテゴリー	Mora	FAV	FA	FV	Freq.	Aimag	Vimag	意味の典型性	AoA	表記妥当性
1	11	29	1	猪	いのしし	自然物	四足の動物	4	5.47	5.94	5.00	2.18	6.00	4.97	3.95	2	4.50
2	15	7	1	絵の具	えのぐ	人工物	事務用品	3	5.78	6.00	5.94	2.70	6.13	6.09	2.63	1	4.85
3	9	17	1	オウム	おうむ	自然物	鳥類	3	6.00	5.50	6.34	3.47	5.73	5.46	3.83	2	4.20
4	38	5	1	オートバイ	おーとばい	人工物	地上の乗り物	5	6.34	6.13	6.38	3.38	6.03	6.20	4.27	2	5.00
5	16	34	0	柿	かき	自然物	果物	2	6.16	5.69	5.97	2.65	6.03	6.51	2.72	1	3.85
6	33	22	1	かもめ	かもめ	自然物	鳥類	3	6.19	5.91	6.16	2.41	6.23	6.09	4.17	1	4.20
7	25	33	0	汽車	きしゃ	人工物	地上の乗り物	2	5.91	5.72	5.88	2.90	5.19	5.31	4.22	1	4.95
8	7	15	0	急須	きゅうす	人工物	台所用品	3	5.00	5.47	4.81	1.79	6.13	4.50	3.65	5	4.85
9	3	36	0	黒板	こくばん	人工物	事務用品	4	5.91	5.91	5.94	2.82	6.10	6.09	2.63	1	5.00
10	22	14	0	コンパス	こんぱす	人工物	事務用品	4	6.03	5.97	6.03	2.01	5.90	6.20	3.08	3	5.00
11	35	30	1	さくらんぼ	さくらんぼ	自然物	果物	5	6.38	6.16	6.44	1.66	6.71	6.80	4.40	4	4.60
12	2	13	1	猿	さる	自然物	四足の動物	2	5.94	6.00	6.03	2.87	6.19	6.29	2.68	1	4.10
13	24	20	1	三輪車	さんりんしゃ	人工物	地上の乗り物	5	5.69	5.88	5.88	2.13	6.42	5.91	3.08	2	4.90
14	37	37	0	鹿	しか	自然物	四足の動物	2	5.88	5.31	5.75	2.39	5.94	5.94	4.43	1	4.00
15	5	18	0	しゃもじ	しゃもじ	人工物	台所用品	3	6.16	5.94	6.16	2.04	6.39	6.37	4.23	2	4.20
16	32	26	0	硯	すずり	人工物	事務用品	3	4.44	5.31	3.91	1.80	5.39	3.86	2.17	3	4.70
17	36	8	1	スプーン	すぷーん	人工物	台所用品	4	6.53	6.41	6.34	2.62	6.68	6.86	4.73	2	5.00
18	8	24	0	象	ぞう	自然物	四足の動物	2	5.97	5.84	5.97	3.01	6.00	5.66	4.32	1	4.95
19	18	23	0	そろばん	そろばん	人工物	事務用品	4	6.19	6.03	6.25	2.74	6.13	6.26	2.92	3	4.60
20	4	19	0	狸*	たぬき	自然物	四足の動物	3	5.72	6.13	5.13	2.11	6.16	5.40	3.25	1	4.55
21	27	6	0	鶴	つる	自然物	鳥類	2	5.78	5.91	5.81	2.81	5.97	6.03	4.20	1	4.90
22	20	12	0	丼	どんぶり	人工物	台所用品	4	5.56	6.13	5.69	1.59	6.00	5.20	2.90	3	4.65
23	23	38	1	鍋	なべ	人工物	台所用品	2	6.16	6.13	5.78	2.77	6.16	5.86	4.63	1	4.90
24	12	16	1	パイナップル	ぱいなっぷる	自然物	果物	6	6.34	6.47	6.41	2.35	6.81	6.77	3.90	5	5.00
25	37	35	1	白鳥	はくちょう	自然物	鳥類	4	6.03	6.06	6.03	2.71	6.23	6.11	4.35	4	5.00
26	19	27	1	馬車	ばしゃ	人工物	地上の乗り物	3	5.91	5.78	6.28	2.72	5.58	5.40	3.18	1	4.70
27	1	1	0	羊	ひつじ	自然物	四足の動物	3	6.06	5.88	6.00	3.09	6.16	6.37	3.56	1	4.95
28	30	30	0	封筒	ふうとう	人工物	事務用品	4	6.06	5.88	6.09	3.27	5.74	5.86	3.47	1	4.90
29	13	10	0	豚	ぶた	自然物	四足の動物	2	6.22	6.38	6.09	3.16	6.45	6.40	4.40	1	5.00
30	21	4	0	筆	ふで	人工物	事務用品	2	5.84	5.97	5.97	3.26	5.97	5.49	3.20	1	5.00
31	28	31	0	ペンギン	ぺんぎん	自然物	鳥類	4	6.47	6.13	6.31	2.60	6.48	6.63	3.08	2	5.00
32	10	21	0	包丁	ほうちょう	人工物	台所用品	4	6.06	5.97	5.91	3.31	6.29	6.51	4.80	1	4.75
33	6	3	1	まな板	まないた	人工物	台所用品	4	5.88	5.97	6.00	2.49	6.13	6.14	4.72	1	4.85
34	34	11	0	物差し	ものさし	人工物	事務用品	4	5.34	5.78	5.50	2.88	5.77	5.00	4.30	1	4.25
35	17	28	1	桃	もも	自然物	果物	2	6.25	6.31	6.25	2.76	6.61	6.51	4.10	1	4.95
36	29	32	0	やかん	やかん	人工物	台所用品	3	6.50	6.31	6.09	2.36	6.45	6.49	4.45	1	4.05
37	32	29	0	ラクダ**	らくだ	自然物	四足の動物	3	6.19	5.88	6.13	2.66	6.13	6.40	4.22	1	3.60
38	26	25	0	レモン	れもん	自然物	果物	3	6.50	5.63	6.38	2.93	6.61	6.94	4.10	4	5.00

〈注1〉　ID: 刺激語の50音順の番号

〈注2〉　絵SQ:「SAT‐絵」課題の提示順序

〈注3〉　文字SQ:「SAT‐文字」課題の提示順序

〈注4〉　項目見出し「普及版」の列で「1」で示したものは、SAT普及版の刺激語 (N=20) である。

〈注5〉　自然物 vs. 人工物:人工のものでなく自然界に存在するものが natural objects か、人間が作ったもの man-made objects かの二分法による意味カテゴリーの区分

〈注6〉　Mora:モーラ数、FAV: 音声文字単語 親密度、FA: 音声単語 親密度、FV: 文字単語 親密度、Freq: 頻度を対数変換 (log10) した数値。Aimag: 音声単語 心像性、Vimag: 文字単語 心像性、AoA (獲得年齢):「新教育基本語彙」(阪本, 1984) で A1, A2, B1, B2, B3 と分類されたものを1~5の数値に変換したもの。意味の典型性は、手引書・脚注2 (p. 5) を参照のこと。

〈注7〉　*「狸」は常用漢字・人名漢字以外の漢字であるが、「たぬき」及び「タヌキ」の親密度値がNTTデータベースにないため、「狸」の属性値を用いた。なお、「SAT‐文字」では漢字に振り仮名をつけて提示するため、「狸」の表記名がないと考え、文字単語刺激として採用した。

〈注8〉　**「ラクダ」の表記妥当性は「らくだ」より若干低かった (3.60 < 3.75) が、「ラクダ」の頻度が高かったため (2.66 > 1.93)、「ラクダ」をSAT‐文字の刺激に採用した。なお「ラクダ」は、親密度の属性値がNTTデータベースに記載がないためにらくだの親密度を用いた。

資料1-2 SAT課題刺激とターゲットの「意味の関係性」

ID	絵SQ	文字SQ	普及版	刺激語	Target	「意味の関係性」タイプ	関係性の説明
1	11	29	1	猪	うさぎ	範疇	日本古来の動物：十二支を構成する動物
2	15	7	1	絵の具	パレット	範疇	絵画用具：絵を描くのに使うもの
3	9	17	1	オウム	インコ	範疇	人の言葉を真似する鳥、オウム目に属する鳥
4	38	5	0	オートバイ	ヘルメット	文脈	オートバイに乗る時はヘルメットをかぶる
5	16	34	1	柿	五重塔（法隆寺）*	文脈	正岡子規の俳句「柿くへば鐘が鳴るなり法隆寺」に基づく関連
6	33	22	0	かもめ	海	文脈	かもめは海岸を飛ぶ
7	25	33	1	汽車	バス	範疇	人を運ぶ乗り物：公共交通機関
8	7	15	0	急須	湯呑み茶碗	範疇	お茶道具
9	3	36	0	黒板	学校	範疇	学校の教室には黒板がある
10	22	14	0	コンパス	円	文脈	コンパスで円を描く
11	8	30	1	さくらんぼ	桜の木	文脈	桜の木にさくらんぼ（桜桃）がなる
12	35	13	1	猿	ゴリラ	範疇	霊長類に属する動物
13	2	20	1	三輪車	自転車	範疇	人力で動く乗り物
14	24	37	0	鹿	奈良（東大寺大仏）**	文脈	奈良公園には鹿がたくさん生息する
15	5	18	0	しゃもじ	稲	文脈	お米（稲）をそそのに、しゃもじを使う
16	32	26	0	硯	墨	範疇	墨をするのに使う道具
17	36	8	1	スプーン	カレーライス	文脈	スプーンでカレーライスを食べる
18	31	24	1	象	ピエロ	範疇	象とピエロはサーカスに登場する
19	18	23	0	そろばん	電卓	範疇	計算に使う道具
20	4	19	0	狸	狐	範疇	昔話や説話で人を化かす動物
21	27	6	0	鶴	亀	範疇	長寿を象徴する縁起の良い生き物
22	20	12	0	丼	皿	範疇	食べ物を入れる食器
23	23	38	1	鍋	フライパン	範疇	調理器具
24	12	16	1	パイナップル	ジュース	文脈	パイナップルでジュースを作る
25	37	35	1	白鳥	鴨	範疇	渡り鳥
26	19	27	0	馬車	トナカイ	文脈	馬車を馬がひくようにトナカイはそりをひく
27	1	9	0	羊	セーター	文脈	羊毛でセーターを作る
28	30	1	0	封筒	はがき	範疇	郵便に使うもの
29	14	2	1	豚	ハム	文脈	豚肉でハムを作る
30	13	10	0	筆	ボールペン	範疇	筆記用具
31	21	4	1	ペンギン	氷山	文脈	氷山にペンギンが生息する
32	28	31	0	包丁	ナイフ	範疇	刃物
33	10	21	0	まな板	鰹***	文脈	まな板で鰹を切る
34	6	3	0	物差し	巻き尺	範疇	長さを測る道具
35	34	11	0	桃	缶詰	文脈	桃は缶詰にされる
36	17	28	1	やかん	ポット	範疇	お湯をわかすのに使う道具
37	29	32	1	ラクダ	砂漠	文脈	ラクダは砂漠でひとを乗せる
38	26	25	0	レモン	紅茶	文脈	紅茶にレモンを入れてレモンティーをつくる

<注1> ID：刺激語の50音順の番号

<注2> 絵SQ：「SAT－絵」課題の提示順序

<注3> 文字SQ：「SAT－文字」課題の提示順序

<注4> 項目見出し「普及版」の列で「1」で示したものは、SAT普及版の刺激語である。

<注5> * 五重塔は「法隆寺」を象徴している。

<注6> ** ( )の単語は「SAT－絵」課題の刺激である。

<注7> *** 「鰹」は常用漢字以外の漢字であるが、「鰹」表記妥当性(4.45)が「かつお」(4.11)「カツオ」(3.75)よりも高く、「SAT－文字」では漢字に振り仮名をつけて提示するため、「鰹」の表記が反応に及ぼす影響は回避できると考え、文字単語刺激として採用した。

<注8> 「範疇的関係」のタイプに分類した中にも、たとえば「湯呑み茶碗」のように"お茶をいれる"という文脈で使われるため、「文脈的関係」にあると捉えることができるものもある。しかし、刺激とターゲット target が同じ意味カテゴリー（急須と湯呑み茶碗の場合「お茶道具」）に属する場合、SATでは「範疇的関係」として扱った。

資料1-3　SATターゲット刺激の「意味的類似性」

ID	絵SQ	文字SQ	普及版	刺激語	「意味の関係」タイプ	Target	Distractor 1	word2vec	Distractor 2	word2vec	Distractor 3	word2vec	妨害刺激・「類似性」値の平均
1	11	29	1	猪	範疇	うさぎ	カンガルー	0.404	パンダ	0.639	キリン	0.321	0.455
2	15	7	1	絵の具	範疇	パレット	クレヨン	0.330	消しゴム	0.300	スポイト	0.399	0.343
3	9	17	1	オウム	範疇	インコ	カラス	0.687	雀	0.108	キツツキ	0.631	0.475
4	38	5	1	オートバイ	文脈	ヘルメット	野球帽*	0.711	麦わら帽子	0.500	男	0.498	0.570
5	16	34	0	柿	文脈	五重塔	駅	0.144	教会	0.222	病院	0.008	0.125
6	33	22	1	かもめ	文脈	海	滝	0.456	水田	0.261	池	0.470	0.396
7	25	33	0	汽車	範疇	バス	トラック	0.398	ダンプカー	0.387	パトカー	0.351	0.379
8	7	15	0	急須	範疇	湯呑み茶碗*	杯	0.230	コーヒーカップ	0.488	コップ	0.424	0.381
9	3	36	1	黒板	文脈	学校	郵便局	0.187	工場	0.254	デパート	0.090	0.177
10	22	14	0	コンパス	文脈	円	菱形	0.203	三角	0.302	四角	0.274	0.260
11	8	30	0	さくらんぼ	文脈	桜の木	竹	0.378	梅の木*	0.489	柳	0.384	0.417
12	35	13	1	猿	範疇	ゴリラ	猫	0.484	コアラ	0.623	熊	0.402	0.503
13	2	20	1	三輪車	範疇	自転車	スクーター	0.596	自動車	0.650	タクシー	0.507	0.584
14	24	37	0	鹿	文脈	東大寺大仏**	東京タワー**	0.180	原爆ドーム**	0.206	時計台**	0.287	0.224
14	24	37	0	鹿	文脈	奈良	東京	0.393	広島	0.325	札幌	0.263	0.327
15	5	18	0	硯	範疇	筆	つくし	0.315	ススキ	0.457	松	0.471	0.414
16	32	26	0	象	範疇	カレーライス	うどん	0.494	万年筆	0.355	そば	0.489	0.446
17	36	8	0	そろばん	範疇	ピエロ	インク	0.651	スパゲティ	0.722	歌才	0.369	0.581
18	31	24	0	狸	範疇	電卓	バレエ	0.292	漫才	0.276	ビデオ	0.280	0.283
19	18	19	0	鶴	範疇	狐	電池	0.372	スライド	0.294	チンパンジー	0.214	0.293
20	4	4	0	鍋	範疇	亀	シマウマ	0.268	犬	0.529	ザリガニ	0.171	0.323
21	27	6	0	パイナップル	範疇	皿	ワニ	0.485	カエル	0.488	茶托	0.370	0.448
22	20	38	1	丼	範疇	フライパン	栓抜き	0.389	缶切り	0.384	とっくり	0.514	0.429
23	23	16	1	馬車	文脈	ジュース	升	0.124	割り箸	0.330	ビール	0.379	0.278
24	12	35	0	羊	範疇	燕	ワイン	0.481	酒	0.482	孔雀	0.621	0.528
25	37	27	1	封筒	範疇	山羊	フクロウ	0.170	鶏	0.298	カバ	0.367	0.278
26	19	9	1	豚	範疇	背広	山羊	0.523	豹	0.296	着物	0.489	0.436
27	1	1	1	筆	文脈	ハム	背広	0.613	ワイシャツ	0.749	アルバム	0.551	0.638
28	30	31	1	ペンギン	範疇	ボールペン	ノート	0.291	豆腐	0.314	竹輪	0.042	0.216
29	14	10	0	包丁	文脈	氷山	かまぼこ	0.450	崖	0.446	鉛筆削り	0.471	0.456
30	13	21	1	まな板	範疇	かまぼこ	ホチキス	0.374	茶碗	0.513	谷	0.571	0.486
31	21	4	0	物差し	文脈	ホチキス	林	0.059	金魚	0.413	お守り	0.224	0.232
32	28	31	0	桃	文脈	林	フォーク	0.373	分度器	0.321	イルカ	0.418	0.371
33	10	21	1	やかん	範疇	フォーク	メダカ	0.344	金魚鉢	0.446	画鋲	0.308	0.366
34	6	3	1	ラクダ	文脈	メダカ	セロテープ	0.350	分度器	0.312	梅干し	0.361	0.361
35	34	11	0	桃	範疇	セロテープ	せんべい	0.536	海苔	0.636	電気釜*	0.567	0.567
36	17	28	1	砂漠	文脈	せんべい	擂り鉢	0.154	箸	0.305	畑	0.292	0.408
37	29	32	1	火山	範疇	擂り鉢	火山	0.536	湖	0.636	緑茶	0.292	0.408
38	26	25	0	紅茶	文脈	コーヒー	コーラ	0.607	コーヒー	0.841	緑茶	0.739	0.729

〈注1〉　ID：刺激語の50画像の番号

〈注2〉　絵SQ：「SAT-絵」課題の提示順序

〈注3〉　文字SQ：「SAT-文字」課題の提示順序

〈注4〉　項目見出し「普及版」の列で「1」で示したものは、SAT 普及版の刺激語（N=20）である。

〈注5〉　項目見出し「word2vec」で示したものは、ターゲットと各妨害刺激の「意味的類似性」値である。

〈注6〉　ターゲットと妨害刺激の「意味的類似性」値の算出方法は、浅川伸一氏（東京女子大学）による以下の説明を参照されたい。
　『日本語ウィキペディア全文（2017年7月時点のデータを使用）を、MeCab(2)を用いて全単語に書き下した。得られた全単語について、word2vec（3,4）で訓練した結果を用いた。訓練に用いたモデルはCBOW（3,4参照）で、ウィンドウサイズを20とし、埋め込み次元数を200とした。従って得られた単語表現は各々2002次元のベクトルとなる。ターゲットおよび妨害刺激の単語ベクトル間のコサイン類似度を産出し、単語間の距離とした。コサイン類似度は-1～1の範囲であるため、それを0～1となるように変換した値が「意味的類似性」である。』
　意味連合検索SATの各ターゲットの各ターゲットおよび妨害刺激の「意味的類似性」値を算出した。

(1) http://dumps.wikimedia.org/enwiki/latest/enwiki-latest-pages-articles.xml.bz2
(2) https://taku910.github.io/mecab/
(3) Mikolov, T., Chen, K., Corrado, G., & Dean, J. (2013). Efficient estimation of word representations in vector space. (Vol. 1301, p.3781).
(4) Mikolov, T., Sutskever, I., Chen, K., Corrado, G., & Dean, J. (2013). Distributed Representations of Words and their Compositionality. (Vol. 1310, p.4546).

〈注7〉　＊「湯呑み茶碗」「野球帽」「梅の木」「電気釜」の単語は、日本語ウィキペディアに登録されていないため、それぞれの同意語「湯呑み」「帽子」「梅」「大仏」を用いて意味的類似性値を示した。＊＊の単語は「SAT-絵」の刺激語ペアに登録されている「東大寺大仏」は、日本語ウィキペディアに登録されているが「東大寺大仏」は「大仏」を用いた。

〈注8〉　刺激語「畑」の場合、絵刺激と文字刺激は同一ではないため、それぞれのターゲットの妨害刺激「意味的類似性」値を算出した。

資料1-4　SAT課題刺激と選択肢の「意味的類似性」

ID	絵SQ	文字SQ	普及版	刺激語	「意味の関係性」タイプ	Target	word2vec	Distractor 1	word2vec	Distractor 2	word2vec	Distractor 3	word2vec	選択肢・「類似性」値の平均
1	11	29	1	猪	範疇	うさぎ	0.306	カンガルー	0.265	パンダ	0.259	キリン	0.152	0.246
2	15	7	1	絵の具	範疇	パレット	0.481	クリップ	0.211	消しゴム	0.593	スポイト	0.516	0.450
3	9	17	1	オウム	範疇	インコ	0.610	カラス	0.505	雀	-0.030	キツツキ	0.458	0.386
4	38	5	1	オートバイ	文脈	ヘルメット	0.413	野球帽＊	0.162	麦わら帽子	0.209	兜	0.032	0.204
5	16	34	0	柿	文脈	五重塔	0.214	駅	0.142	教会	0.011	病院	-0.125	0.061
6	33	22	1	かもめ	文脈	海	0.261	滝	0.076	水田	0.142	池	0.108	0.137
7	25	33	1	汽車	範疇	バス	0.419	トラック	0.355	ダンプカー	0.387	パトカー	0.336	0.374
8	7	15	0	急須	範疇	湯呑み茶碗＊	0.641	杯	0.176	コーヒーカップ	0.444	コップ	0.414	0.419
9	3	36	1	黒板	文脈	学校	0.285	郵便局	0.067	工場	0.054	デパート	0.064	0.118
10	22	14	0	コンパス	文脈	円	0.182	菱形	0.277	三角	0.306	四角	0.248	0.253
11	8	30	1	さくらんぼ	文脈	桜の木	0.254	竹	0.153	梅の木＊	0.301	柳	0.114	0.206
12	35	13	1	猿	範疇	ゴリラ	0.539	猫	0.625	コアラ	0.460	熊	0.720	0.586
13	2	20	1	三輪車	範疇	自転車	0.603	スクーター	0.588	自動車	0.405	タクシー	0.309	0.476
14	24	37	0	鹿	文脈	東大寺大仏＊＊	0.296	東京タワー＊＊	-0.065	原爆ドーム＊＊	-0.037	時計台＊＊	0.060	0.064
15	5	18	0	しゃもじ	文脈	稲	0.152	東京	0.026	広島	0.006	札幌	0.062	0.107
16	32	26	0	硯	範疇	墨	0.684	インク	0.304	万年筆	0.416	鉛筆	0.488	0.473
17	36	8	0	象	範疇	カレーライス	0.447	うどん	0.357	スパゲティ	0.514	そば	0.278	0.399
18	31	24	0	そろばん	文脈	ピエロ	0.308	バレエ	0.039	漫才	-0.028	歌手	-0.070	0.062
19	18	23	0	狸	範疇	電車	0.546	電池	0.154	犬	0.150	ビデオ	0.209	0.209
20	4	19	0	鶴	範疇	狐	0.798	シマウマ	0.458	チンパンジー	0.262	チンパンジー	-0.016	0.431
21	27	6	0	丼	範疇	亀	0.692	ワニ	0.217	カエル	0.207	ザリガニ	0.093	0.298
22	20	12	0	鍋	範疇	皿	0.561	栓抜き	0.188	茶托	0.093	茶托	0.273	0.326
23	23	38	1	パイナップル	文脈	フライパン	0.733	ワイン	0.232	酒	0.236	とっくり	0.479	0.452
24	12	16	0	白鳥	範疇	ジュース	0.656	フクロウ	0.274	鶏	0.323	ビール	0.397	0.431
25	37	35	1	馬車	範疇	燕	0.340	山羊	0.381	豹	0.290	孔雀	0.400	0.342
26	19	27	0	羊	文脈	トナカイ	0.365	背広	0.356	豹	0.273	豹	0.261	0.286
27	1	9	0	封筒	文脈	セーター	0.180	ノート	0.335	ワイシャツ	0.183	カバ	0.145	0.134
28	30	2	1	豚	範疇	はがき	0.683	かまぼこ	0.099	クレヨン	0.113	着物	0.000	0.372
29	14	10	0	筆	文脈	ハム	0.606	ホチキス	0.424	豆腐	0.381	アルバム	0.437	0.492
30	13	4	0	ペンギン	範疇	ボールペン	0.342	林	0.412	糊	0.512	竹輪	0.492	0.288
31	21	31	0	包丁	文脈	氷山	0.444	フォーク	0.142	茶碗	0.438	鉛筆削り	0.230	0.146
32	28	21	1	まな板	範疇	ナイフ	0.724	メダカ	-0.004	崖	0.117	谷	0.026	0.490
33	10	3	0	物差し	範疇	鯉	0.474	セロテープ	0.218	金魚	0.573	おろし金	0.445	0.288
34	6	11	0	桃	文脈	巻き尺	0.243	せんべい	0.172	分度器	0.369	イルカ	0.138	0.317
35	34	28	0	みかん	文脈	缶詰	0.168	揺り鉢	0.270	海苔	0.482	画鋲	0.271	0.313
36	17	32	1	ラクダ	範疇	ポット	0.345	火山	0.385	箸	0.302	梅干し＊	0.396	0.422
37	29	25	1	レモン	文脈	砂漠	0.479	コーラ	0.314	湖	0.314	電気釜＊	0.530	0.255
38	26	1	0	—	文脈	紅茶	0.568	コーヒー	0.612	コーヒー	0.500	緑茶	0.538	0.582

〈注1〉　ID：刺激語の50音順の番号

〈注2〉　絵SQ：「SAT-絵課題」の提示順序

〈注3〉　文字SQ：「SAT-文字」課題の提示順序

〈注4〉　項目見出し「普及版」の列で「1」で示したものは、SAT普及版の刺激語（N=20）である。

〈注5〉　項目見出し「word2vec」で示したものは、ターゲットと各妨害刺激の「意味的類似性」値である。

〈注6〉　刺激語と選択肢の「意味的類似性」値の算出方法は、ターゲットと妨害刺激の「意味的類似性」値の算出方法（資料1-3．注6）に準ずる。

〈注7〉　＊「湯呑み茶碗」「梅の木」「野球帽」「梅干し」「電気釜」は、日本語ウィキペディアに登録されていないため、それぞれのターゲットと妨害刺激の意味的類似性値は「湯呑み」「梅」「帽子」「梅」「炊飯器」を用いて類似性値を算出した。

〈注B〉　＊＊「東大寺大仏」「東京タワー」「原爆ドーム」「時計台」の場合、絵刺激は文字単語刺激と同一ではないため、それぞれのターゲットと妨害刺激の意味的類似性値を示した。＊＊の単語は「SAT-絵」の刺激である。日本語ウィキペディアに登録されていない「東大寺大仏」は「大仏」を用いた。

資料2-1　SAT-絵における健常者の成績

1）基本統計量

	健常者全体	大学生	健常成人	健常高齢者
N	312	100	100	112
平　均	35.74	35.53	36.21	35.52
不偏分散	2.67	2.76	2.73	2.29
標準偏差	1.63	1.66	1.65	1.51
最小値	30	30	30	31
第1四分位数	35.00	34.75	35.75	34.00
中央値	36.00	36.00	37.00	36.00
第3四分位数	37.00	37.00	37.00	37.00
最大値	38	38	38	38
四分位範囲	2.00	2.25	1.25	3.00

2）箱ひげ図

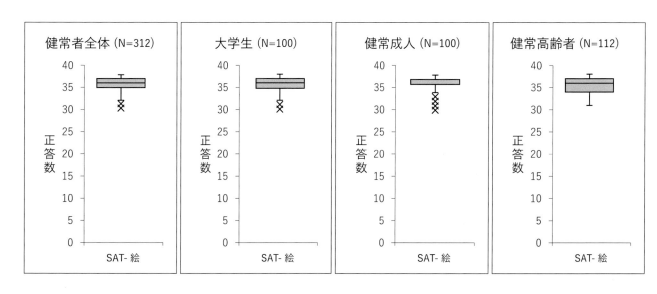

資料2-2　SAT-文字における健常者の成績

1）基本統計量

	健常者全体	大学生	健常成人	健常高齢者
N	312	100	100	112
平　均	36.20	36.13	36.09	36.36
不偏分散	2.32	1.75	3.42	1.85
標準偏差	1.52	1.32	1.85	1.36
最小値	30	33	30	31
第1四分位数	35.00	35.00	35.00	36.00
中央値	36.50	36.00	37.00	37.00
第3四分位数	37.00	37.00	37.00	37.00
最大値	38	38	38	38
四分位範囲	2.00	2.00	2.00	1.00

2）箱ひげ図

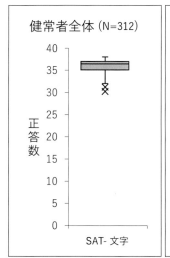
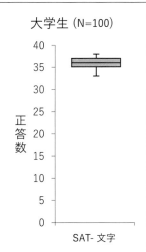
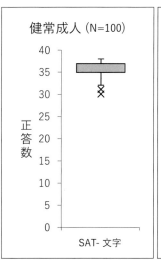
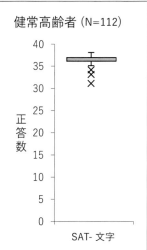

資料3　健常者におけるSAT課題別正答率

ID	絵SQ	普絵SQ	刺激語	Target	SAT-絵　課題別正答率				文字SQ	普文字SQ	刺激語	Target	SAT-文字　課題別正答率			
					健常者全体	大学生	健常成人	健常高齢者					健常者全体	大学生	健常成人	健常高齢者
1	11	16	猪	うさぎ	0.712	0.760	0.860	0.536	29	18	猪	うさぎ	0.753	0.780	0.880	0.616
2	15	11	絵の具	バレット	0.994	0.990	1.000	0.991	7	4	絵の具	バレット	1.000	1.000	1.000	1.000
3	9	5	オウム	インコ	0.965	0.960	0.990	0.946	17	6	オウム	インコ	0.984	0.980	0.970	1.000
4	38	10	オートバイ	ヘルメット	1.000	1.000	1.000	1.000	5	17	オートバイ	ヘルメット	0.997	1.000	1.000	0.991
5	16		柿	五重塔	0.939	0.970	0.920	0.929	34		柿	五重塔	0.885	0.940	0.830	0.884
6	33	12	かもめ	海	0.987	1.000	0.990	0.973	22	2	かもめ	海	0.955	0.970	0.910	0.982
7	25	14	汽車	バス	0.830	0.830	0.840	0.821	33	8	汽車	バス	0.933	0.850	0.970	0.973
8	7		急須	湯呑み茶碗	1.000	1.000	1.000	1.000	15		急須	温呑茶碗	0.987	0.990	0.980	0.991
9	3	7	黒板	学校	0.997	1.000	0.990	1.000	36		黒板	学校	1.000	1.000	1.000	1.000
10	22		コンパス	円	1.000	1.000	1.000	1.000	14		コンパス	円	0.994	1.000	1.000	0.982
11	8	8	さくらんぼ	桜の木	0.939	0.960	0.920	0.938	30	11	さくらんぼ	桜の木	0.949	0.980	0.920	0.946
12	35	3	猿	ゴリラ	0.910	0.870	0.900	0.955	13		猿	ゴリラ	0.949	0.910	0.960	0.973
13	2	7	三輪車	自転車	0.971	0.970	0.990	0.955	20	19	三輪車	自転車	0.952	0.980	0.980	0.902
14	24		鹿	奈良(大仏)	0.929	0.920	0.960	0.911	37		鹿	奈良	0.987	0.970	0.990	1.000
15	5		しゃもじ	稲	0.853	0.860	0.830	0.866	18		しゃもじ	稲	0.849	0.860	0.780	0.902
16	32	20	硯	墨	0.965	0.930	0.960	1.000	26	14	硯	墨	0.997	1.000	0.990	1.000
17	36		スプーン	カレーライス	0.997	1.000	1.000	0.991	8		スプーン	カレーライス	0.990	1.000	0.970	1.000
18	31	19	象	ピエロ	0.955	0.940	0.960	0.964	24	16	象	ピエロ	0.971	0.960	1.000	0.955
19	18		そろばん	電卓	1.000	1.000	1.000	1.000	23		そろばん	電卓	1.000	1.000	1.000	1.000
20	4		狸	狐	0.881	0.800	0.930	0.911	19		狸	狐	0.968	0.940	0.980	0.982
21	27		鶴	亀	0.981	0.970	0.990	0.982	6		鶴	亀	0.994	0.980	1.000	1.000
22	20		井	皿	0.811	0.890	0.910	0.652	12		井	皿	0.968	0.950	1.000	0.955
23	23	13	鍋	フライパン	0.974	0.970	0.980	0.973	38	1	鍋	フライパン	0.958	0.990	0.930	0.955
24	12	15	パイナップル	ジュース	0.952	0.960	0.940	0.955	16	12	パイナップル	ジュース	0.997	0.990	0.940	1.000
25	37		白鳥	燕	0.574	0.350	0.610	0.741	35	15	白鳥	燕	0.413	0.340	0.370	0.518
26	19	9	馬車	トナカイ	0.939	0.950	0.980	0.893	27	3	馬車	トナカイ	0.984	0.970	0.990	0.991
27	1		羊	セーター	1.000	1.000	1.000	1.000	9		羊	セーター	1.000	1.000	1.000	1.000
28	30		封筒	はがき	0.974	0.980	0.980	0.964	1		封筒	はがき	0.987	0.990	0.980	0.991
29	14	1	豚	ハム	1.000	1.000	1.000	1.000	2	5	豚	ハム	1.000	1.000	1.000	1.000
30	13		筆	ボールペン	0.968	1.000	0.990	0.920	10		筆	ボールペン	0.974	1.000	0.960	0.964
31	21	17	ペンギン	氷山	0.997	1.000	0.990	0.991	4	20	ペンギン	氷山	0.987	1.000	0.970	0.991
32	28		包丁	ナイフ	1.000	1.000	1.000	1.000	31		包丁	ナイフ	0.990	1.000	1.000	0.991
33	10	4	まな板	鰹	0.984	0.980	0.990	0.982	21	7	まな板	鰹	0.984	1.000	0.960	0.991
34	6	2	物差し	巻き尺	0.878	0.850	0.900	0.884	3	13	物差し	巻き尺	0.910	0.860	0.890	0.973
35	34		桃	缶詰	0.962	0.980	0.970	0.938	11		桃	缶詰	0.978	0.990	0.980	0.964
36	17	18	やかん	ポット	0.990	0.970	1.000	1.000	28	10	やかん	ポット	0.994	1.000	0.990	0.991
37	29	6	ラクダ	砂漠	0.990	0.990	1.000	0.982	32		ラクダ	砂漠	1.000	1.000	1.000	1.000
38	26		レモン	紅茶	0.946	0.930	0.930	0.973	25	9	レモン	紅茶	0.981	0.980	0.960	1.000

〈注1〉　ID: 刺激語の50音順の番号

〈注2〉　絵SQ:「SAT-絵」課題の提示順序

〈注3〉　普絵SQ: 普及版「SAT20-絵」課題の提示順序

〈注4〉　文字SQ:「SAT-文字」課題の提示順序

〈注5〉　普文字SQ: 普及版「SAT20-文字」課題の提示順序

著者紹介

佐藤ひとみ Hitomi Sato, Ph.D.

2007 年 ロンドン大学（University College London）で博士号取得

現在、浴風会病院リハビリテーション科 言語聴覚士

〈主要論文〉

Do different orthographies share the same mechanisms of reading?: A review of research on and models for Japanese acquired dyslexia. (*Aphasiology,29*:10–12, 2015)

Deep dyslexia for kanji and phonological dyslexia for kana: Different manifestations from a common source. (*Neurocase,14*:6, 2008)

どのように呼称障害は回復するのか？－トライアングル・モデルの枠組みを用いた失名辞の実験的研究－（神経心理学, 29:2, 2013)

健常成人の呼称機能－年齢・性・単語属性の影響と誤反応パターンの検討－（高次脳機能研究, 33:3, 2013)

〈主要著書〉

『臨床失語症学－言語聴覚士のための理論と実践－』（医学書院, 2001)

「会話分析」（『よくわかる失語症と高次脳機能障害』所収, 永井書店, 2003)

「コミュニケーション行動の理論」（『よくわかる失語症セラピーと認知リハビリテーション』所収, 永井書店, 2008)

『物品と動作の呼称検査 －その背景・特色と呼称セラピーのための評価－』（エスコアール, 2017)

『物品と動作の理解検査 －「名詞 / 動詞の二重解離」その理論的背景と理解・呼称評価の重要性－』（エスコアール , 2019)

〈訳書〉

ライネ, M., マーティン, N. 著『失名辞（アノミア）－失語症モデルの現在と治療の新地平－』（医学書院, 2010)

意味連合検査　Semantic Association Test
― 意味の神経心理学：その理論的背景と臨床研究の重要性 ―

2021 年 12 月 25 日　初版第 1 刷発行

著　者　佐藤ひとみ

発行者　鈴木峰貴

発行所　株式会社エスコアール　千葉県木更津市畑沢 2-36-3
　　　　電話　0438-30-3090　FAX　0438-30-3091
　　　　URL　https://escor.co.jp

印刷所　株式会社明正社